CONTRIBUTION A L'ÉTUDE

DE LA NÉCROSE

DE CAUSE PHOSPHORÉE

PAR

Le Dr A. JAGU

PARIS

LIBRAIRIE ADRIEN DELAHAYE

PLACE DE L'ÉCOLE-DE-MÉDECINE

1874

CONTRIBUTION

A L'ÉTUDE DE LA NÉCROSE

DE CAUSE PHOSPHORÉE

CONTRIBUTION A L'ÉTUDE

DE LA NÉCROSE

DE CAUSE PHOSPHORÉE

PAR

Le Dr A. JAGU

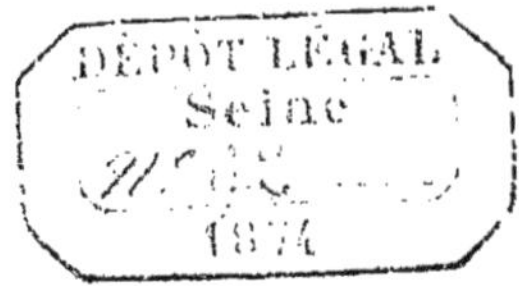

PARIS
LIBRAIRIE ADRIEN DELAHAYE
PLACE DE L'ÉCOLE-DE-MÉDECINE

1874

CONTRIBUTION
A L'ÉTUDE DE LA NÉCROSE
DE CAUSE PHOSPHORÉE.

INTRODUCTION.

En 1845, c'est-à-dire onze ans après que l'Allemagne avait inauguré la fabrication des allumettes dites à frottement, et six ans après le premier cas de nécrose due à l'action des vapeurs phosphoriques, Lorinzer, de Vienne, faisait part au monde médical du résultat des recherches auxquelles l'avait conduit l'étude de quelques sujets atteints par cette redoutable affection. Dès lors, la voie était ouverte, et on vit s'y engager, soit en Allemagne, soit en France, grand nombre d'auteurs, parmi lesquels nous citerons Heifelder et Bibra, Strohl, de Strasbourg (1845), Diez, de Nuremberg, Rose et Blumhart, de Stuttgard, et enfin Th. Roussel, Sédillot, Dupasquier, en France (1846). Dès cette époque, les observations ne font plus défaut et permettent à Ernst de Bibra et Lorentz Geist de publier, à Erlangen, en 1847, un ouvrage remarquable où l'on trouve une étude assez complète de la question (1).

(1) Die Krankheiten der Arbeiten in den phosphorundholz frabriken

Notre intention n'étant pas de faire l'histoire des travaux qui ont paru sur ce sujet, nous ne ferons que citer pour mémoire les noms de Blandin et Hervieux (1848), Taylor (Nottingham), Stanley (Londres), Harrisson (Dublin), Virchow, M. Beaugrand, Geist (Erlangen, 1852), et beaucoup d'autres dont les observations intéressantes ne manquèrent pas de jeter une nouvelle lumière sur la question, jusqu'à l'année 1857, où paraît l'excellente thèse de M. Trélat, à laquelle nous ferons de fréquents emprunts, et dont nous nous inspirerons plus d'une fois dans l'étude succincte que nous voulons faire d'un point particulier de la maladie qu'il a si bien décrite.

Après la thèse de M. Trélat, on voit successivement paraître de nombreux travaux où sont relatés de nouveaux faits et qui presque tous ont été publiés dans les journaux français et étrangers; il serait ici trop long de mentionner tous les auteurs qui ont attaché leur nom à l'intéressante étude des lésions osseuses, ayant leur point de départ dans l'action des vapeurs phosphoriques. Il nous suffira de citer une thèse de Zurich (1866), dont l'auteur, M. Haltenhoff, inspiré par son maître, Billroth, donne un exposé très-complet des idées du savant professeur sur le traitement chirurgical de cette affection, et en rapporte une série d'observations pleines d'intérêt, dont nous reproduisons la huitième, qui touche directement à notre sujet (1).

Une autopsie à laquelle nous avons assisté dans le

insbesondere das Leiden der Kieferknochen durch phosphodampfe. Erlangen, 1847. (V. le Rapport de M. Bouvier, Bull. Acad. méd., 28 août 1860.)

(1) De la périostite et de la nécrose phosphoriques. Thèse Zurich, 1866.

service de notre maître, M. le professeur Verneuil, ayant, par l'étendue et la nature des lésions qu'elle a révélées, fixé son attention, nous avons accepté avec empressement d'en faire le sujet de notre thèse, et après un examen sérieux de la pièce qui nous a été confiée pour être étudiée par nous et déposée au musée Dupuytren, nous avons cherché à en faire une description minutieuse et aussi exacte que possible. Cette observation étant surtout remarquable par l'*extension de la nécrose à la base du crâne*, en même temps que par la dégénérescence graisseuse que présentent les viscères, et qui semblerait faire croire à une intoxication générale phosphorique, c'est vers l'étude de ces points particuliers de la maladie que nous dirigerons nos efforts.

Cette étude sera divisée en deux parties :

La première partie sera exclusivement consacrée à relater l'observation personnelle qui a été le point de départ de ce travail, et à laquelle nous joindrons celles que la lecture des auteurs nous a fait connaître, et qui s'en rapprochent par l'analogie des faits qu'elles présentent. Chacune de ces observations sera suivie d'une courte discussion des faits les plus saillants.

La seconde partie comprendra elle-même deux paragraphes, dans lesquels nous passerons successivement en revue d'une manière générale :

1° Les lésions anatomiques particulières au point qui nous occupe, c'est-à-dire qu'on a pu observer jusqu'ici dans les cas de propagation de la nécrose aux os du crâne, la marche de l'envahissement des parties saines par l'altération, les particularités qui peuvent se rattacher au sens de cette marche, et enfin certaines lésions viscérales (stéatose, dégénérescence amyloïde, etc.) dont notre observation offre un exemple remarquable ;

2° Certaines questions relatives au traitement chirurgical dans la nécrose phosphorée, que nous pourrions, en les résumant, formuler ainsi : le chirurgien doit-il, oui ou non, intervenir ou attendre le travail éliminatoire des os nécrosés ? — et que nous ferons suivre, après avoir mentionné les opinions diverses des auteurs, de conclusions qui indiqueront l'idée pratique qui nous a guidé dans cette étude.

Avant d'aborder notre sujet, qu'il nous soit permis de rendre publiquement hommage à l'extrême bienveillance que nous a témoignée M. le professeur Verneuil, et de le prier de recevoir ici nos sincères remercîments.

PREMIÈRE PARTIE

Observations de nécrose phosphorée avec extension aux os du crâne.

L'ostéo-périostite phosphorée, par sa marche essentiellement envahissante, et par l'impuissance malheureusement fréquente où nous sommes de mettre arrêt aux désordres qu'elle produit, a maintes fois terminé sa course fatale en s'accompagnant d'un cortége de lésions et de symptômes qui, tout en fixant l'attention des savants, n'a provoqué de leur part jusqu'ici, à notre connaissance du moins, aucune étude spéciale. Nous voulons parler des cas où la nécrose a gagné de proche en proche les os qui sont en connexion médiate ou immédiate avec le maxillaire supérieur, qui, par sa situation, devient le point de départ nécessaire de cette extension à ceux de la face ou du crâne : les os malaires, les palatins, les cornets, le vomer, l'ethmoïde, le temporal et même l'occipital.

On trouve difficilement, dans les auteurs qui ont traité de la nécrose phosphorée, des observations où ces lésions étendues aient été constatées. Elles sont donc assez rares. Encore, celles que nous avons pu découvrir sont-elles souvent incomplètes au point de vue de l'examen nécropsique. En les reproduisant, notre observation acquiert plus de valeur, par l'appui qu'elles lui donnent, et la discussion y gagnera.

Observation I (1). — Franciska Kopsa, âgée de 23 ans, de bonne carnation, quoique avec une apparence un peu scrofuleuse, avait travaillé dans les fabriques d'allumettes phosphorées dès son enfance, sans que sa santé en eût notablement souffert. Durant les huit dernières années, elle était restée presque constamment dans les fabriques d'allumettes, et ce n'est que depuis le printemps de 1843 qu'elle commença à se plaindre de tiraillements douloureux dans les tempes, auxquels se joignit une tuméfaction érysipélateuse des deux côtés de la face. Comme elle ne suspendit pas ses travaux, la maladie marcha assez rapidement; quelques dents de la mâchoire supérieure s'étaient déchaussées et tombèrent, les alvéoles correspondantes donnèrent issue à un pus épais et de mauvaise odeur. La tuméfaction de la face diminua un peu par la suite ; mais la peau y conserva une légère rougeur et un défaut de souplesse. Le 7 juillet 1843, la malade entra à l'hôpital de Wieden. La face était bouffie, le tissu cellulaire sous-cutané était en partie œdémateux, en partie induré.

Un abcès s'était formé au-dessus du rebord orbitaire gauche; la plupart des dents étaient tombées, celles qui restaient étaient déchaussées et de couleur brunâtre. La muqueuse du maxillaire supérieur présentait plusieurs ouvertures donnant issue à un pus infect. L'exploration au moyen de la sonde permettait de constater la dénudation complète et l'état rugueux des deux maxillaires supérieurs.

L'appétit était assez bon, la langue chargée; il y avait de la toux avec expectoration de crachats purulents rares et visqueux. Le ventre ballonné était peu sensible, les selles rares. La peau de tout le corps était flasque, d'une teinte jaune sale ; le pouls était un peu fréquent, et le soir, il survenait de légers mouvements fébriles. Cet état se maintint pendant plusieurs semaines, sauf la fonte et la destruction graduelle de la gencive du bord alvéolaire supérieur.

(1) Lorinzer. Nécrose des os maxillaires consécutive à l'action des vapeurs phosphorées. Medicinische Jahrbücher des œsteneichisches staates, Vienne, mars 1845, t. LI, p. 257. — Observation reproduite in thèse Trélat, 1857.

Il en résulta que la muqueuse palatine, n'étant plus fixée en avant, se rétracta vers le voile du palais, laissant ainsi à découvert l'os dénudé, de sorte que le bord alvéolaire et toute la voûte palatine proéminaient dans la bouche complètement dépouillée de parties molles.

On employa d'abord les préparations de rhubarbe, de soufre, d'iode et puis la tisane des quatre bois sans aucune amélioration de l'état général. Les bains généraux et les gargarismes astringents furent très-utiles dans le cours de la maladie. La diète fut modérée, composée d'aliments faciles à digérer et réparateurs.

La malade était surtout incommodée par des douleurs nocturnes extrêmement aigües siégeant dans la région temporale, lesquelles s'exaspéraient par les variations de température, au point de la priver de tout sommeil.

Les maxillaires supérieurs nécrosés commencèrent à devenir mobiles, et la malade leur imprimait fréquemment des mouvements de va-et-vient qui cependant déterminaient de vives douleurs. Dans le mois de décembre, toutes les dents étaient tombées, et la suppuration que les fistules déversaient dans la cavité buccale était si abondante que les plus grands soins de propreté ne pouvaient enlever l'odeur insupportable qui infectait le malade et son entourage.

En même temps, les forces s'épuisaient, la fièvre augmentait ; il survint des sueurs abondantes et une anorexie complète, pendant que la rareté des selles persistait et exigeait l'emploi fréquent de purgatifs énergiques.

L'état de la malade empira dans le mois de janvier 1844 ; il survint des frissons, des pertes de connaissance et enfin la mort.

Autopsie. — La voûte du crâne est saine ; la dure-mère présente le long de la ligne médiane des granulations de Pacchioni, avec dépressions correspondantes sur l'os. La pie-mère est congestionnée ainsi que la substance cérébrale qui, de plus, est ramollie. Les deux ventricules latéraux sont très-dilatés, remplis d'une sérosité mêlée de flocons purulents et fibrineux, et dont on évalue la quantité à 120 grammes. La membrane ventriculaire ainsi que les couches optiques, les corps striés et la base du cerveau étaient couverts en plusieurs endroits d'une mince couche d'exsudation purulente. Le lobe antérieur gauche contenait, en avant et en bas, une cavité du volume d'un œuf de poule, remplie de matière cérébrale, grisâtre, fluide, et dont les parois présentaient un ramollissement gris. A la base du crâne, dans le point correspondant à cette cavité, la dure-mère était infiltrée de pus et l'os détruit dans l'étendue de 1 à 1 centimètre et demi. Cette perte de substance de l'os conduisait, d'une part, dans l'abcès du lobe antérieur, de l'autre, dans l'orbite gauche.

Le corps des maxillaires supérieurs, leur bord orbitaire et l'apophyse palatine, ainsi que les os palatins et la partie inférieure des voûtes, étaient nécrosés, de couleur sale, noirâtre. Toute cette portion du squelette de la face était très-mobile et pouvait, par la pression, être séparée des parties voisines qui présentaient également une teinte noirâtre.

Poumons remplis de cavernes. Ulcérations tuberculeuses de l'intestin grêle et du gros intestin. Tubercules crus dans les ganglions mésentériques.

Cette observation, dont la description des lésions osseuses laisse à désirer, n'offre d'intéressant que leur extension vers les os du crâne. On voit que l'altération, débutant par le maxillaire supérieur gauche et gagnant le bord orbitaire inférieur, s'est tracé une voie à travers l'orbite, jusqu'au lobe antérieur du cerveau. L'auteur ne dit pas ce qu'il advint du globe oculaire au milieu de semblables lésions, surtout au point de vue des fonctions visuelles, si l'ethmoïde a été détruit, etc. Mais on voit des douleurs nocturnes extrêmement aiguës siégeant dans la région temporale, indiquer l'envahissement des parties les plus éloignées par la nécrose, ce qui est d'une certaine valeur au point de vue des indications du traitement. Du reste, rien n'a été tenté; la malade était tuberculeuse. Un détail à noter, c'est que, dit l'observateur, « la suppuration que les fistules déversaient dans la cavité buccale était si abondante, que les plus grands soins de propreté ne pouvaient enlever l'odeur insupportable qui infectait la malade. » Or, précisément Lorinzer, qui rapporte cette observation, prétend qu'il est facile d'éviter les inconvénients d'une suppuration abondante par des irrigations fréquentes, etc., et en fait un des arguments en faveur de l'abstention chirurgicale. Mais nous reviendrons sur ce point à propos du traitement.

Obs. II (1). — Basser (François), âgé de 38 ans, né à Forbach (Moselle), est entré, le 6 février 1846, à l'hôpital Necker, salle Saint-Pierre, n° 39.

Autant que nous l'a permis le langage obscur de ce malade qui s'exprime en mauvais allemand, et paraît doué d'ailleurs d'une intelligence plus que médiocre, voici les renseignements que nous avons pu obtenir sur son passé, après un long et laborieux interrogatoire. Il n'avait jamais contracté la maladie vénérienne; il n'aurait jamais été sujet, depuis son enfance jusqu'à ce jour, à aucun des accidents qui dénotent une constitution scrofuleuse. Nul de ses parents n'aurait présenté les symptômes de cette dernière maladie. Exerçant d'abord l'état de tonnelier, il serait entré, il y a trois ans, dans une fabrique d'allumettes chimiques, et se serait trouvé, par ses fonctions, plus particulièrement exposé que la majeure partie de ses camarades à l'action des vapeurs phosphorées. La première année de son entrée dans l'établissement, il aurait eu quelques bronchites légères, et qui disparurent sans le secours d'aucun traitement. Mais il s'aperçut, dans le courant de la seconde année, que ses dents, naguère très-belles, se gâtaient. Un certain nombre d'elles devinrent vacillantes, et il put se les extraire lui-même et sans effort. En même temps la muqueuse gingivale, surtout dans le côté correspondant au côté gauche de la mâchoire inférieure, était gonflée, mais peu douloureuse. Quelques petits abcès se formèrent dans cette région, qui s'ouvrirent spontanément dans la bouche, et furent suivis d'un soulagement passager. Mais, dans les derniers mois qui précédèrent l'entrée du malade à l'hôpital, le gonflement gingival reparut plus intense que jamais, occupant toute la moitié gauche du maxillaire inférieur, et s'accompagna d'une tuméfaction considérable non-seulement de la joue gauche,

(1) Hervieux. De la nécrose des mâchoires produite sous l'influence des vapeurs phosphorées dans la fabrication des allumettes chimiques. Union médicale, 1848. — Obs. reproduite in thèse Trélat, p. 90.

mais encore de la région parotidienne et de la région sous-maxillaire correspondantes.

A l'arrivée de Basser, nous pûmes constater, en effet, une augmentation de volume très-manifeste de ces parties, sans changement de couleur à la peau, sans élévation notable de la température, sans douleurs vives, excepté au moment de la mastication. Le toucher nous fit reconnaître une induration très-prononcée de la région sous-maxillaire malade. L'examen de la bouche nous révéla les circonstances suivantes : fétidité de l'haleine; salivation abondante; stries purulentes mêlées à la salive; dents généralement mauvaises, celles de la mâchoire supérieure mieux conservées; en bas, absence des trois dernières molaires gauches et carie de presque toutes les autres dents, moins prononcée cependant, à mesure qu'on approche de l'extrémité droite de la courbe formée par le maxillaire inférieur; en haut, absence de la seconde molaire gauche, et mauvais état des deux dernières, les autres dents, bien que d'un jaune terne presque noirâtre, sont encore assez bonnes. Il est utile de rappeler que la perte des dents qui manquent, et l'altération de celles qui restent, n'a eu lieu que depuis l'entrée de Basser dans la fabrique d'allumettes chimiques. Quant à la muqueuse gingivale, elle offre une tuméfaction qui s'étend depuis l'extrémité gauche de l'arcade alvéolaire inférieure jusqu'au niveau de la canine inférieure du même côté, tuméfaction plus prononcée en dehors de l'arcade qu'en dedans, ayant même effacé une partie de la rigole circulaire qui sépare de la muqueuse des gencives la muqueuse de la face interne des joues, et donnant au doigt la sensation d'un corps très-dur et comme cartilagineux. On découvre de plus, en tâtonnant avec un stylet sur cette muqueuse indurée, les trajets fistuleux qui versent incessamment dans la bouche un liquide purulent, et par lesquels on arrive jusqu'au corps de l'os évidemment dénudé, et donnant à la percussion un son clair, qui ne peut laisser aucun doute sur la nécrose de la branche horizontale gauche du maxillaire inférieur. Rien sur le reste du corps, rien non plus du côté de la poitrine. Langue sale; appétit médiocre; sommeil conservé. —Cataplasmes, gargarismes, frictions sur les parties tuméfiées avec la pommade d'iodure de plomb; à l'intérieur, hydriodate de potasse, 1 gramme par jour dans une tisane de houblon.

Les deux premiers septénaires qui suivent l'admission du malade dans le service de M. Lenoir sont marqués par une amélioration apparente des symptômes tant locaux que généraux. Le gonflement extérieur semble avoir diminué ; l'ouverture de la bouche est plus facile, la mastication moins douloureuse, l'expuition des mucosités purulentes moins abondante, la langue en partie détergée et l'appétit plus vif. — Même traitement.

Le 28 février survint un érysipèle qui envahit toute la moitié gauche de la face, et qui,s'ajoutant à la tuméfaction déjà existante, donne aux parties un aspect monstrueux. Un appareil fébrile médiocre accompagne l'invasion de cette phlegmasie. On suspend l'usage de l'iodure de plomb à l'extérieur, de l'iodure de potassium à l'intérieur. On prescrit une application de 25 sangsues sur les régions primitivement affectées, des cataplasmes émollients, les boissons délayantes et la diète.

3 mars. — Disparition de l'érysipèle ; cataplasmes, gargarismes, deux portions d'aliments.

Le 11. L'amélioration observée d'abord dans l'état des parties malades ne s'est pas maintenue. Loin de là, la tuméfaction gingivale a progressé d'une manière très-manifeste. Plus de la moitié de l'arcade alvéolaire inférieure est déjà envahie par la nécrose ; de nouveaux abcès se sont ouverts au niveau des incisives inférieures et par les trajets fistuleux ; le stylet, introduit sans peine, peut faire apprécier les nouveaux progrès du mal. Toutes les dents correspondantes à la partie nécrosée du maxillaire inférieur sont tombées. Le malade se les enlevait lui-même avec ses doigts. L'haleine est toujours fétide, la salive souillée de pus, la langue saburrale, l'appétit languissant. Mouvement fébrile vers le soir. On rétablit le traitement par les préparations iodurées à l'intérieur et à l'extérieur.

Le 25. Le gonflement extérieur que nous avions noté dans la moitié gauche de la face, s'étend de plus en plus vers la moitié droite, et suit d'ailleurs exactement dans sa marche celle de la nécrose, qui s'avance de gauche à droite, en s'accompagnant de tuméfaction des gencives, d'abcès qui s'ouvrent spontanément au dedans, de l'ébranlement et de la chute des dents correspondantes, en un mot, de tous les accidents que nous avons déjà signalés ; mais de plus, la région sous-maxillaire et la région sus-hyoïdienne présentent des tumeurs fluctuantes qui, ouvertes par le bistouri, laissent écouler un pus d'abord épais et bien lié. Trois abcès ont été ouverts ainsi en moins de huit jours dans les régions que nous venons d'indiquer. Les jours suivants, ces ouvertures se convertissent en trajets fistuleux d'un mauvais aspect, qui livrent passage à une sanie grisâtre, ichoreuse, fétide, et par lesquels on arrive facilement, avec le stylet, jusqu'au corps de l'os. En examinant l'intérieur de la bouche, on s'aperçoit que la muqueuse gingivale ne recouvre plus la partie supérieure de l'arcade alvéolaire dans toute sa moitié gauche. Celle-ci est complètement à nu dans la bouche, mais on cherche vainement, soit avec les doigts, soit avec des pinces, à l'ébranler. Il ne sera pas sans intérêt de remarquer qu'à part le mouvement fébrile qui apparaît chaque soir, cette désorganisation de la mâchoire inférieure, avec formation d'abcès tant à l'extérieur qu'à l'intérieur, s'accomplit sans douleur, sans réaction inflammatoire violente, à la manière de certaines ostéites chroniques et des abcès qui en sont la conséquence.

6 avril. Toutes les régions de la face correspondant aux branches et au corps de la mâchoire inférieure, y compris même les régions sous-maxillaires, parotidiennes et sous-mentales, sont le siége d'une tuméfaction considérable. De nouveaux abcès se sont encore ouverts dans la bouche. Un quatrième a été ouvert dans la région sous-maxillaire droite. Il ne reste plus à la mâchoire que trois dents : la canine, la deuxième et la troisième molaire droite; les autres ont été arrachées par le malade. Nous avons extrait sans peine celles qui restaient. La mastication est devenue très-difficile : le malade ne mange guère que des soupes et de la bouillie.

Les fistules qui ont succédé à l'ouverture des abcès ne se sont pas cicatrisées. Elles versent presque toutes en dehors un pus de mauvaise nature et d'une fétidité repoussante.

Tous ces accidents persistent, en s'aggravant, jusqu'au 30 avril, et déjà, à cette époque, toute l'arcade alvéolaire inférieure, dépouillée de son périoste et de la muqueuse gingivale, se montre à nu dans la bouche. En portant le doigt jusqu'au niveau de la branche montante du maxillaire inférieur, on sent également cette partie de l'os à nu de chaque côté, mais dans une bien plus grande étendue à gauche qu'à droite. De nouvelles tentatives sont faites, qui restent infructueuses, pour ébranler le séquestre; il ne paraît pas qu'on puisse y parvenir sans le secours d'une opération sanglante.

Peut-être se serait-on décidé, malgré l'insuccès des opérations déjà pratiquées dans des cas identiquement semblables, à recourir à l'instrument tranchant, si de nouveaux abcès ne s'étaient pas formés au niveau de la branche gauche de l'arcade alvéolaire supérieure, lesquels furent ouverts avec le bistouri, fournirent un pus d'abord homogène et de bonne nature, puis sanieux, grisâtre, comme celui que donnaient encore les ouvertures restées fistuleuses du côté de la mâchoire inférieure. Évidemment, la nécrose s'était étendue au maxillaire supérieur gauche, comme l'examen, à l'aide du stylet, le démontra bientôt. Les mêmes phénomènes que nous avions notés en bas se manifestèrent en haut : ébranlement et chute des dents correspondant à la partie nécrosée de l'os, dénudation de quelques points de la surface osseuse qu'on sent à nu en promenant le doigt au niveau des gencives, gonflement progressif de la muqueuse gingivale, apparition de nouveaux abcès et extension du mal de gauche à droite, suivant la courbe représentée par l'arcade dentaire supérieure. Il n'était plus dès lors possible de songer à limiter, par une opération, les progrès de la nécrose. Un nouvel accident, qui vint s'ajouter à ceux déjà si graves que nous avons signalés, nous confirma dans la triste pensée que cette affection était au-dessus des ressources de l'art.

16 mai. Le malade attira notre attention sur un *écoulement purulent qui avait lieu depuis la veille par le conduit auditif externe* du côté gauche, et avait été précédé d'une grande pesanteur de tête avec penchant au sommeil. Du reste, pas de douleurs vives ni de fièvre, excepté le soir.

A dater de ce jour, l'état du malade empire sensiblement. Les fistules qui environnent la mâchoire inférieure, loin de se cicatriser, fournissent une sanie de plus en plus abondante et fétide. La bouche du malade exhale une odeur infecte. Le maxillaire inférieur est presque tout entier à nu ; le maxillaire supérieur gauche est dénudé complètement dans sa partie alvéolaire. Le maxillaire supérieur droit paraît intact; mais il n'est pas douteux qu'il ne soit atteint à son tour, si la vie se prolonge assez pour que ce travail destructeur puisse s'accomplir. L'appétit est complètement nul. Le malade n'accepte même qu'avec répugnance les boissons qu'on lui offre. L'émaciation du tronc et des membres contraste avec le gonflement de la face. Un dévoiement colliquatif s'établit. La peau est chaude et sèche, le pouls petit et fréquent. Plongé dans une somnolence presque continuelle, Basser murmure de temps en temps quelques paroles inintelligibles, et se prête difficilement aux soins dont on cherche à l'entourer.

Tous ces symptômes vont en s'augmentant jusqu'au 8 juin. A la somnolence a succédé un coma profond, sans apparence de paralysie, cependant. La respiration s'est embarrassée, est devenue stertoreuse, et la mort arrive comme conséquence inévitable de ces graves désordres.

10 juin. *Autopsie.*

Toute la mâchoire inférieure, à l'exception de l'apophyse coronoïde du côté droit, est complètement nécrosée ; elle est enfermée, dans la plus grande partie de son étendue, dans une sorte d'étui généralement mince et fragile, qui n'est autre chose qu'un tissu osseux de nouvelle formation. Cet étui embrasse assez exactement la branche montante du côté gauche, à laquelle il adhère par un certain nombre de prolongements osseux qui nous expliquent la résistance aux tentatives d'extraction faites pendant la vie. Au niveau du corps de l'os, il semble s'écarter des surfaces interne et externe, n'envoie plus que de rares prolongements à l'os nécrosé, et semble respecter le bord alvéolaire qui est surtout entièrement libre. Enfin, il n'existe au niveau de la branche montante du côté droit qu'un réseau osseux extrêmement fin, éloigné, comme le précédent, d'environ 2 millimètres des surfaces nécrosées. Cet étui grisâtre, poreux, criblé de trous comme une pierre ponce, d'autant plus mince qu'on le considère plus près de son extrémité droite, est altéré en plusieurs points de son étendue et comme carié par la suppuration. Il baigne, ainsi que le maxillaire, qu'il embrasse, dans le pus dont toutes les parties molles voisines sont infiltrées. Quant à l'os lui-même, il semble avoir conservé la plupart de ses propriétés physiques. A part quelques rugosités au niveau de la face externe de la moitié gauche du corps de l'os, à part quelques points d'une teinte sale et grisâtre, on rencontre partout le poli et la coloration blanchâtre de l'état normal ; même consistance, même texture, comme le démontrent quelques traits de scie portés en divers points. Aucune apparence de tuméfaction osseuse, et par conséquent de travail éliminatoire entrepris par la nature dans le cours de la maladie. L'os tout entier formait un vaste séquestre, qui n'eût pas été facilement expulsé sans le secours de l'art. On se rappelle que toutes les dents étaient tombées pendant la vie. Quant aux articulations, elles étaient remplies de pus, leurs moyens d'union et leurs cartilages en partie corrodés, détruits. Le condyle du côté droit était seul encroûté de tissu osseux de nouvelle formation. Du côté de la mâchoire supérieure, toute la moitié gauche de l'arcade alvéolaire était nécrosée, et se montrait à nu, saillante et dépourvue de périoste dans la cavité buccale. Le reste de l'os était sain. La moitié droite de l'arcade alvéolaire supérieure, dans un état de nécrose moins avancé, était cependant déjà envahie dans les trois quarts de son étendue. A l'exception de la canine et des deux dernières molaires, toutes les autres manquaient. Celles-ci étaient intactes, bien que d'une couleur terne; mais la canine était en partie chassée de son alvéole. Plusieurs points de l'os étaient déjà à nu; ceux que recouvrait encore la muqueuse gingivale étaient disséqués, pour ainsi dire, de cette membrane par des collections purulentes. Une de ces collections occupait la voûte palatine, et déjà les deux moitiés qui la composent offrent un commencement de mortification. Du reste, ici comme pour le maxillaire inférieur, conservation des caractères physiques des parties nécrosées, tels que blancheur, texture, etc.; mais point de travail régénérateur. Là ne s'arrêtaient pas les désordres locaux. L'ouverture de la cavité crânienne nous a permis d'apprécier jusqu'où pouvait s'étendre, ou plutôt combien était peu limité le pouvoir désorganisateur du principe toxique répandu dans l'économie sous l'influence des vapeurs de phosphore. En soulevant la masse encéphalique sur l'état de laquelle nous reviendrons tout à l'heure, nous avons trouvé la dure-mère décollée au niveau des fosses orbitaire et temporale gauches, et des collections purulentes séparent cette membrane des os sous-jacents. En faisant passer un trait de scie au milieu de la portion pierreuse du temporal gauche, nous avons pu constater que l'oreille interne et les cellules mastoïdiennes étaient remplies de pus, que la membrane du tympan était détruite, que la muqueuse qui tapisse toutes ces parties n'existait plus ou se trouvait profondément altérée, que la substance osseuse était ramollie en plusieurs points et se laissait traverser facilement avec l'extrémité d'une sonde cannelée. Il n'existait aucune communication anormale entre la cavité crânienne et l'oreille interne, et je ne pense pas qu'il en soit besoin pour expliquer la présence des collections purulentes que nous avons notées sous la dure-mère, dans les fosses orbitaire et temporale. L'œuvre de destruction s'accomplissait à l'intérieur du crâne comme dans les régions déjà signalées, voilà tout. Indépendamment du pus qui existait sous la dure-mère, il s'en trouvait une quantité assez notable interposée entre le feuillet viscéral de l'arachnoïde et la face inférieure de l'hémisphère gauche. Tout cet hémisphère lui-même, surtout dans sa partie antérieure, avait subi un ramollissement notable, comparé surtout à l'hémisphère droit, qui offrait la consistance normale. Du reste, ni dans les membranes d'enveloppe, ni dans l'organe lui-même, aucun vestige d'inflammation. Rien de remarquable à noter du côté de la poitrine. Quelques ulcérations dans le gros intestin.

Cette observation remarquable offre plusieurs faits

intéressants au point de vue qui nous occupe. Notons, en passant, qu'elle semble démontrer une influence assez manifeste des vapeurs phosphoriques sur l'altération des dents. Mais, un détail important, et qui est, du reste, commun aux cas ne nécrose phosphorée, c'est l'abondance de la suppuration qui, se mêlant continuellement à la salive et se déversant en grande partie dans le tube digestif, joue le rôle principal dans l'état languissant de l'appétit et le mouvement fébrile du soir; si, à cette circonstance et à l'épuisement produit par cette suppuration, on ajoute la difficulté de la mastication, on aura autant de causes qui, en dehors de l'extension des lésions, amènent chez le malade une sorte d'intoxication purulente chronique, septicémie. Or, celle-ci est de nature à produire dans l'organisme, si on temporise, une modification qui rendra problématique l'intervention chirurgicale. A l'époque où elle eût pu peut-être avoir lieu, on s'est contenté d'attendre. Aussi, pensons-nous que dans les cas de cette nature, où la nécrose se manifeste avec une marche aussi extensive, il y aurait lieu d'établir un mode de traitement énergique et prématuré que nous essayerons plus loin de formuler.

Enfin, bientôt l'écoulement purulent du conduit auditif externe gauche révèle une extension dont il serait intéressant de bien connaître les symptômes successifs. Malheureusement les faits, jusqu'ici, sont trop peu nombreux pour établir ce point. Terminons, en signalant, avec M. Trélat, quelques lacunes regrettables dans cette observation : « Nous ne voyons pas bien, dit-il, comment la nécrose a marché de la partie postérieure du maxillaire gauche jusque dans l'épaisseur du rocher. M. Hervieux met tout cela sur le compte de l'œuvre de destruction générale. Mais nous, qui ne croyons pas à cette intoxication, nous aurions bien aimé voir les cheminements de la nécrose ; car nous sommes bien convaincu que toutes ces parties intermédiaires étaient atteintes. Il n'aurait donc pas été inutile d'examiner la paroi osseuse de la trompe d'Eustache, qui avait peut-être servi de chemin tout tracé à la périostite » (1). M. Trélat a raison : dans la nécrose phosphorée, il y a extension de proche en proche, et les observations où l'examen nécropsique a été minutieusement fait le démontrent. Dans l'observation I, on voit bien la filiation des accidents, ainsi que dans la suivante, qui est due au Dr Bigelow, et que nous empruntons à la thèse de M. Trélat.

Obs. III (2). — Dans le mois de mars 1851, il s'est présenté au Dr Bigelow, pour le consulter, un homme qui avait la mâchoire inférieure démesurément enflée; la langue et les gencives étaient le siége d'une vive inflammation.

Quelque temps après, les parties affectées s'ulcérèrent, et une sonde fit constater la mortification de l'os.

Au mois de décembre de la même année, il survint de la somnolence habituelle, puis un état comateux. La mort arriva au mois de janvier.

L'autopsie permet de reconnaître une nécrose très-étendue des os maxillaires supérieurs et inférieurs.

Les parois des fosses nasales étaient envahies elles-mêmes, ainsi que la selle turcique. Les méninges étaient enflammées; l'arachnoïde, opaque au voisinage de la selle turcique.

Ce malade avait travaillé à la fabrication des allumettes.

Obs. IV (3). — Fehr Barbara, âgée de 31 ans. Reçue le 26 avril 1861.

(1) Trélat, De la nécrose causée par le phosphore. Thèse d'agrégation, Paris, 1857, p. 96.
(2) Voir thèse de M. Trélat, p. 95.
(3) Haltenhoff. De la périostite et de la nécrose phosphoriques. Thèse inaugurale, Zurich, 1866, p. 29.

Antécédents.— La malade prétend avoir joui d'une santé parfaite avant d'entrer, il y a un an, dans une fabrique d'allumettes. Elle travailla à mettre des allumettes en paquet. C'est après nouvel an qu'elle éprouva les premières douleurs dans la mâchoire supérieure; après l'avulsion d'une dent, la joue gauche se mit à enfler. Depuis le 1er février, elle ne retourna pas à l'atelier. Un abcès s'ouvrit; la tumeur ne fit que s'accroître jusqu'à son entrée à l'hôpital.

État présent.— Toute la partie gauche de la mâchoire supérieure est très-enflée et douloureuse à la pression; en même temps, on voit sortir de l'ouverture qui occupe la place de la dent arrachée un pus consistant, d'odeur très-fétide. L'air exhalé par la bouche est doué de la même odeur. Le stylet rencontre au fond de l'ouverture suppurante une surface osseuse dénudée. — Gargarismes et cataplasmes émollients.

Ces symptômes résistèrent avec peu de changement pendant le mois de mai. Les dents encore existantes, ainsi que les deux canines, devinrent vacillantes; les gencives, ramollies, donnaient en plusieurs endroits des quantités assez grandes de pus ichoreux.

Le 4 juin, on essaya d'enlever les portions nécrosées, après avoir disséqué les gencives et le périoste. Le séquestre n'était pas encore assez mobile; il fallut avoir recours à la pince incisive. La partie extraite comprend le rebord alvéolaire de la première incisive droite à la deuxième molaire gauche, avec la partie antérieure de l'apophyse palatine gauche.

Le 10. La gencive s'est fortement retirée des bords de la lacune laissée par le séquestre. La partie gauche du maxillaire, quoique soumise à la nécrose, ne s'est point encore démarquée.

Le 27. La malade souffre passablement ces temps. La suppuration a diminué.

1er juillet. Une tumeur très-douloureuse s'était formée au-dessous de l'œil gauche; elle s'affaisse sans vouloir percer.

1er août. Point de changement digne de remarque.

Le 12. De temps en temps, violente céphalalgie.

22 septembre. La malade a beaucoup souffert dans la région molaire, orbitaire et frontale gauche. On essaie d'enlever la portion mortifiée, après en avoir détaché le périoste; mais elle est encore solidement unie au reste de l'os. A la suite de ces manipulations, il y eut une forte enflure des deux joues et un épanchement sanguin dans le tissu cellulaire de la paupière inférieure gauche, qui amena la formation d'un abcès.

31 octobre. Afin de diminuer les souffrances insupportables et d'empêcher, si possible, que l'inflammation ne progresse vers la base du crâne, on procède à l'extraction forcée du reste de la moitié droite du maxillaire supérieur. La malade est anesthésiée. On dénude l'os à l'aide d'une rugine, en pénétrant par la bouche sous les parties molles, et on l'extrait après l'avoir séparé du zygomatique par la pince incisive. Le séquestre comprend l'antre d'Highmore et la lame orbitaire; l'arcade alvéolaire est détruite par la carie.

2 novembre. Œdème de la joue droite et des paupières. Chaque jour on nettoie la plaie de la cavité buccale avec des injections d'eau pure et d'eau chlorurée. Le même mélange sert aux gargarismes.

Le 4. Les douleurs, en somme moins intenses, se sont localisées dans la région sus-orbitaire et dans la région temporale.

Le 10. La plaie dans la bouche s'était fermée par la cicatrisation des gencives. Décoction de guimauve pour les lotions de la bouche.

9 décembre. Ces derniers temps, beaucoup de douleurs du côté gauche. Le reste du maxillaire gauche est entièrement frappé de nécrose. On procède à son extraction d'après la méthode décrite plus haut. Décoloration verdâtre du séquestre par le pus sanieux dont il est imbibé; rebord alvéolaire détruit; quelques concrétions périostales à la face postérieure de l'os. Les douleurs continuèrent à être vives pendant ce mois.

En janvier 1866, un abcès se forme au rebord sous-orbitaire gauche et nécessite une incision. La paupière supérieure est quelque temps enflammée. Puis survint une tuméfaction très-douloureuse de la région temporale antérieure au niveau de l'œil gauche.

13 février. Cette tumeur offre une fluctuation profonde. En divisant transversalement l'aponévrose et le muscle temporal, on donne issue à un pus de très-mauvaise odeur. L'étal général, qui peu à peu a beaucoup souffert par l'insomnie, les douleurs, la suppuration, présente des symptômes plus inquiétants; un état fréquent de somnolence, une céphalalgie violente et presque continuelle font craindre une participation de la boîte crânienne au processus de la nécrose.

Le 27. Suppuration de meilleur caractère; sommeil en général meilleur; mais la malade se sent très-affaiblie et n'a aucun appétit. Pour calmer les douleurs, cataplasmes; solution de morphine, 1/2 grain, dans eau de laurier-cerise, 2 onces.

10 mars. La plaie de la tempe ne suppurant plus, s'est fermée, mais la tumeur persiste. La fistule de la région sous-orbitaire ne

sécrète qu'un peu de pus séreux. La malade dort peu, maigrit de plus en plus. Ordinairement pas de fièvre.

Le 13. La paupière supérieure à gauche est fort enflée. Le bulbe oculaire proémine hors de son orbite; la conjonctivite bulbaire est soulevée par une infiltration séreuse. Douleurs profondes dans l'œil, photophobie.

Le 16. La pupille de l'œil gauche ne réagit presque plus aux variations de lumière. Paupières désenflées.

Le 19. De nouveau fluctuation très-évidente dans la région temporale. Céphalalgie constante, éructations acides, mauvais goût à la bouche. L'œil gauche est complètement aveugle.

Le 22. Maux de tête incessants pendant la nuit; lamentations continuelles et agitation très-grande, malgré la médication narcotique. Ce matin, la malade ne répond plus quand on lui parle; ses extrémités se refroidissent. On parvient à lui ingurgiter un peu de vin fort. Elle expire après dix heures du matin, ayant encore la tête très-chaude et la face injectée.

Outre l'amaurose du côté gauche, on n'a pu constater, jusqu'au dernier moment, aucune paralysie de nerfs crâniens.

Le 23. *Autopsie.*

Cavité encéphalique.— Voûte du crâne assez compacte et épaisse. Méninges très-minces et délicates, un peu œdémateuses, surtout à gauche. L'extrémité du lobe antérieur de l'hémisphère droit présente une couleur légèrement verdâtre, et, au toucher, une consistance fluctuante. L'encéphale, vu par sa base, offre sur la ligne médiane une coloration jaune verdâtre qui s'étend jusqu'au cervelet et au niveau du quatrième ventricule. Les méninges de la base du cerveau ne sont pas épaissies. Tous les nerfs crâniens paraissent intacts. Après l'ablation du cervelet et du pont de Varole, on reconnaît, à la surface de section, que la substance grise des pédoncules cérébraux a également une teinte verdâtre. Le troisième ventricule, ainsi que le quatrième, dont la paroi participe à cette décoloration, laissent échapper un liquide purulent sale. La décoloration du cervelet concerne principalement sa substance corticale et y pénètre même à 4 ou 5 lignes de profondeur. Le reste de la substance du cervelet est très-pâle et ramollie. Moelle allongée normale. Le cerveau étant posé sur sa base, on enlève les segments supérieurs des hémisphères d'après la méthode ordinaire; la substance médullaire a une teinte très-pâle, une consistance molle. Les ventricules ayant été ouverts, on trouve toutes leurs parois de couleur vert foncé; le corps calleux est dégénéré en une pulpe verdâtre. La décoloration pénètre à 5 ou 6 lignes de profondeur dans la substance des corps striés et des couches optiques et intéresse, surtout leurs noyaux gris. Toute la partie antérieure du lobe frontal de l'hémisphère droit est transformée en un abcès à parois irrégulières, s'étendant en arrière jusqu'à la corne antérieure, dont il a perforé le sommet. Cette cavité pathologique est remplie d'un pus ichoreux, de couleur vert sale et d'odeur infecte. A l'inspection de la cavité crânienne, on trouve le revêtement périostal de tout le corps du sphénoïde et de la fosse latérale antérieure gauche décolorée en gris et épaissi. A l'incision, on constate que dans toutes ces régions le périoste est soulevé par une masse épaisse de pus ichoreux. Toute la région de la gouttière basilaire de la selle turcique, de la grande aile gauche du splénoïde est frappée de nécrose. En disséquant les parties molles de la face du côté gauche, on constate également une nécrose comprenant l'os zygomatique, le plancher inférieur de l'orbite et une portion de l'écaille du temporal.

Cavité thoracique. — Dans le lobe supérieur du poumon droit se trouvent deux cavernes, de la grosseur d'une noix, remplies d'une pulpe caséeuse et environnées de tissu inodulaire. Poumon gauche normal. La cavité du péricarde contient environ une once et demie de sérosité. Cœur de grandeur normale, valvules et tissu musculaire sains.

Cavité abdominale. — Foie extrêmement grossi, très-lourd, très-résistant, surface de section luisante (dégénération lardacée). Rate également tuméfiée, lourde et résistante; la surface de section change rapidement de couleur au contact de l'air. Reins très-hypertrophiés, parenchyme très-résistant, d'apparence également luisante et lardacée. (Les réactions à l'iode ne sont pas notées.) Petit fibroïde sous-péritonéal de l'utérus.

Cette observation nous montre avec quelle ténacité le mal chimique est rebelle au traitement, et, partant, combien celui-ci a besoin d'être modifié, si l'on veut en obtenir des effets utiles et durables. Il est vrai que la malade présente, comme état général, les conditions les plus défavorables à la guérison, quels que soient les moyens employés pour l'obtenir; on constate, à l'autopsie, deux cavernes à la partie supérieure du poumon droit. Ici, la lésion, qui se localise à gauche, prenant son point de départ au maxillaire supérieur de ce côté, atteint l'os zygomatique et le plancher inférieur de l'orbite pour envahir, par continuité, la grande aile gauche du sphénoïde, et, de là, une portion de l'écaille du temporal d'une part, et le corps du sphénoïde, ainsi que la gouttière basilaire de l'occipital d'autre part. Il n'y a donc aucune solution de continuité dans les os atteints. Ajoutons que l'analyse des symptômes notés dans l'observation montre fidèlement, au point de vue clinique, la marche des lésions osseuses. Sans nous y arrêter ici, il est à remarquer qu'au moment où la première extraction de séquestres a lieu (4 juin), aucun symptôme ne semble indiquer une extension trop avancée de la maladie.

Mais un point important que nous révèle l'autopsie, c'est la dégénérescence amyloïde (dégénération lardacée de l'auteur) des viscères : foie, rate et reins, — dont nous nous occuperons dans la seconde partie de ce travail.

Obs. V (1). — M. Jobert (de Lamballe) présente à l'Académie une pièce anatomique consistant en une nécrose des os maxillaires supérieurs, occasionnée par le phosphore, chez une femme qui avait travaillé dans une fabrique d'allumettes chimiques phosphorées.

En 1858, la malade entra à la Pitié pour s'y faire traiter de douleurs de tête violentes qu'elle éprouvait déjà depuis deux ans. Elle resta quinze jours à cet hôpital, où on lui fit l'extraction de plusieurs dents. Le soulagement qu'elle en éprouva fut momentané.

En janvier 1859, elle entra à l'Hôtel-Dieu, dans le service de M. Jobert ; elle avait alors les gencives très-gonflées, et du pus suintait en abondance par un certain nombre de trajets fistuleux.

(1) Bulletin de l'Académie de médecine, t. XXV, p. 471, mars 1860.

Le stylet permettait de constater une nécrose du maxillaire supérieur. En juillet de la même année, par une dissection rapide, M. Jobert enleva la voûte palatine en conservant le périoste et la muqueuse.

La cicatrisation de la plaie était en bonne voie, quand la malade, épuisée par les douleurs et l'abondance de la suppuration, succomba. On constate sur la pièce anatomique que la voûte palatine est complètement remplacée par un tissu très-dense de nature fibro-cartilagineuse.

La partie médiane et la moitié latérale droite du sphénoïde, et presque tout l'ethmoïde, le temporal, sont nécrosés. Dans la fosse sphénoïdale droite, il y avait un abcès sous la dure-mère.

L'étendue seule des lésions nous a engagé à reproduire cette observation, qui, du reste, ne présente rien autre de particulier. Aussi, ne nous y arrêterons-nous pas.

Voici maintenant notre observation : quoique incomplète sur certains points, vu les circonstances particulières où il nous a été donné de reconstituer l'ensemble des symptômes que la malade a présentés, elle offre, croyons-nous, un véritable intérêt. Nous nous sommes appliqué surtout à décrire, dans leurs moindres détails, les altérations osseuses constatées à l'autopsie.

Obs. VI. — Huder (Marie), 40 ans, née à Mettingen (Prusse), employée chez M. Bertaud, fabricant d'allumettes chimiques, route d'Ivry, est entrée dans le service de M. Verneuil, à la Pitié, salle Saint-Augustin, no 27, le 3 février 1873.

D'après les renseignements recueillis par M. le Dr Magitot, que nous remercions d'avoir bien voulu mettre ses notes à notre disposition, la fabrique renferme trente ouvriers ou ouvrières. Depuis six ans que la malade y est occupée, deux ouvrières ont été frappées, une femme qui est morte au même hôpital, et elle-même.

La malade *raconte* que trois ans après son entrée à la fabrique, c'est-à-dire il y a trois ans, elle a souffert d'une dent du côté malade, la première grosse molaire supérieure droite, qui s'est cariée, et que vers cette époque est survenue une fluxion. Cette fluxion ne s'est jamais dissipée complètement, et tous les accidents de la né crose, telle qu'on l'observe alors, ont suivi peu à peu.

Le jour de l'opération, qui a lieu peu de temps après son entrée à l'hôpital, la joue présente un gonflement considérable du volume du poing ; deux fistules occupent la région sous-orbitaire ; la paupière est œdématiée. Le système dentaire est au complet, sauf la première grosse molaire supérieure droite qui manque, mais dont les racines sont restées ; les autres sont intactes, bien conformées et régulièrement disposées ; elles sont toutes saines, c'est-à-dire complètement dépourvues de carie. Les gencives sont rouges, fongueuses, décollées de la surface des dents, et des masses de tartre et de mucosités recouvrent le bord libre. Les dents voisines de la région maxillaire supérieure droite sont ébranlées, mais légèrement, ainsi que les racines elles-mêmes de la molaire brisée.

Le maxilaire supérieur dont le corps est réduit à un certain nombre de petits séquestres mobiles, donne lieu à un liquide purulent, sanieux et fétide, qui s'écoule avec abondance par les fistules sous-orbitaires. On a pu très-bien constater que la nécrose avait manifestement débuté au niveau de la première grosse molaire supérieure droite qui était cariée.

L'opération a consisté dans une extirpation de ces séquestres au moyen de pinces introduites par les fistules sous-orbitaires converties en une large ouverture par une incision parallèle au bord palpébral inférieur. Le bord alvéolaire est conservé avec les dents qu'il supporte.

M. Magitot, qui a entre les mains ces séquestres, les ayant soumis à l'analyse histologique, a bien voulu nous communiquer le résultat de cet examen. Un fragment d'os porté sous le champ du microscope montre les particularités suivantes : le tissu osseux présente tous les caractères de la nécrose; la matière fondamentale est granuleuse, et les ostéoplastes, remplies de granulations graisseuses. La préparation baigne dans un liquide rempli de leucocytes et de globules sanguins avec des débris amorphes de tissus mous divers. Le tissu osseux présente manifestement par places des traces de résorption. Il est raréfié et déchiqueté sur divers points, ce qui semble de nature à indiquer que la nécrose a été probablement précédée de phénomènes inflammatoires et d'ostéite. La préparation contient une quantité considérable de cristaux gras, solubles dans l'éther. Nulle trace de productions osseuses nouvelles.

L'extirpation des séquestres est bientôt suivie d'une amélioration générale ; les fonctions digestives troublées par l'écoulement continuel du pus dans la cavité buccale se rétablissent. L'appétit renaît et l'état général devient assez satisfaisant. La joue droite qui était atteinte d'un gonflement considérable diminue rapidement; l'état inflammatoire des tissus disparaît et l'incision sous-orbitaire se cicatrise en partie mais conservant à sa partie moyenne un orifice fistuleux.

Bientôt, les dents branlantes qui étaient restées attachées au bord alvéolaire du maxillaire vacillent de plus en plus; quelques-unes tombent, accompagnées de petits séquestres, et les autres doivent être enlevées. Alors le bord alvéolaire se cicatrise et on constate, après la disparition complète du gonflement des parties, un commencement de revêtement muqueux à l'intérieur de la cavité qui tient la place du corps du maxillaire.

Enfin, le 29 mai, la malade est dans de bonnes conditions relatives, et, se croyant guérie, demande son exéat.

On avait complètement perdu de vue cette malade, quand on apprend son entrée de nouveau au même hôpital, dans le service de M. Desnos, salle Sainte-Eugénie, n° 10, le 19 juillet.

N'ayant pas eu l'occasion d'observer cette malade, voici d'après une note qui nous a été remise par M. Bouveret, externe du service, l'état qu'elle présente à son arrivée : au-dessous et au dehors du rebord orbitaire, cicatrice profonde, adhérente à l'os, perforée d'un orifice à son centre, d'où s'écoule un pus séreux très-fétide. Tout autour, à une certaine distance, teinte érythémateuse des téguments de la joue. Bientôt, l'écoulement prit une odeur tellement infecte qu'on fut obligé de transporter la malade dans une petite salle isolée.

Exophthalmie très-prononcée à droite; de ce côté, amaurose absolue, paralysie presque complète des muscles du globe, qui n'exécute que quelques mouvements imparfaits.

Douleurs névralgiques extrêmement intenses et rebelles sur le trajet des branches de l'ophthalmique.

Cet état persiste sans modifications pendant quatre à cinq semaines.

A cette époque, l'œil gauche est atteint d'amaurose et de strabisme. La perte de la vision fut complète au bout de quelques jours.

Deux semaines plus tard, hémiplégie incomplète à droite.

Puis, pendant deux mois jusqu'à la mort, amaigrissement, épuisement de plus en plus considérable, infection putride chronique, douleurs névralgiques péri-orbitaires très-intenses.

Vers la fin, le pus s'écoulait et sur la joue et dans la bouche, par un large orifice de la paroi inférieure du sinus maxillaire, au devant de la branche montante du maxillaire supérieur.

La mort survint enfin, au milieu du marasme, le 27 octobre 1873.

Autopsie. Avant de procéder à l'ouverture de la boîte crânienne, on constate d'abord à la région sous-orbitaire droite, à 1 centimètre environ du bord palpébral inférieur et au niveau de sa moitié externe, un orifice fistuleux permettant l'introduction complète du petit doigt, et reposant au centre d'une cicatrice profonde et adhérente à l'os, trace de l'incision pratiquée au moment de l'opération. Une sonde introduite par cet orifice va butter contre des séquestres mobiles et contre la cloison nasale, et peut sortir par l'orifice nasal antérieur correspondant, ainsi que par la bouche avec laquelle il communique largement. Du même côté, saillie très-prononcée du globe oculaire.

Si on examine la cavité buccale, on voit qu'il ne manque pas une seule dent, ni à la mâchoire inférieure, qui est saine, ni à la portion restante du bord alvéolaire de la mâchoire supérieure; de plus, aucune n'est cariée, mais toutes celles qui correspondent à la moitié droite (c'est-à-dire du côté de la lésion) de la mâchoire inférieure sont comme enchâssées dans une épaisse couche de tartre; la dernière molaire en offrait, à sa partie interne, une épaisseur de 0,004 millimètres. Toutes tiennent solidement dans leurs alvéoles, à l'exception des deux premières incisives supérieures qui se trouvent à la limite de la portion absente du maxillaire supérieur. Toute la muqueuse tapissant la cavité buccale, y compris les bords alvéolaires et les culs-de-sac du vestibule, est saine. Enfin, à toute la portion enlevée du bord alvéolaire du maxillaire supérieur, c'est-à-dire au cul-de-sac géno-maxillaire supérieur droit correspond un large orifice par lequel trois doigts introduits pénètrent dans une énorme cavité, qui, correspondant à sa partie inférieure, au corps du maxillaire, s'étend jusqu'à la base du cerveau.

Du côté des fosses nasales, l'examen fait par l'orifice antérieur au moyen d'un stylet, démontre leur communication des deux côtés avec le foyer de suppuration; à gauche, elle a lieu à travers des parties molles mélangées de petits fragments osseux, mais à droite cette communication a lieu largement.

Voici maintenant ce que nous a revélé l'ouverture de la cavité crânienne.

Adhérences de la dure-mère au niveau de la face convexe de l'hémisphère cérébral, le long de la scissure médiane, de chaque côté du sinus longitudinal supérieur. Epaississement considérable de la faux du cerveau, à sa base, au moment où elle se réunit à la tente du cervelet, c'est-à-dire au niveau du sinus droit, dont les parois sont très-épaissies dans toute leur étendue; il en est de même de celles du sinus longitudinal supérieur, au niveau des adhérences cérébrales que nous avons signalées avec la face convexe des hémisphères. Ces deux sinus présentent, dans les points mentionnés toutes les lésions de la phlébite. Enfin, la dure-mère est également très-épaissie dans tous les points qui sont en rapport avec les lésions osseuses. Injection générale de la pie-mère et de l'arachnoïde; les veines de la convexité sont légèrement saillantes, comme si on les avait pénétrées avec une injection artificielle. Cependant on ne trouve pas de sérosité dans le tissu sous-arachnoïdien, ni dans les ventricules.

Adhérences à la région antérieure de la base du cerveau, qui est en rapport avec les points nécrosés; dans cette région existe une teinte légèrement bleuâtre, exactement limitée au niveau de ces lésions, avec un ramollissement de la substance cérébrale, le tout offrant, surtout à gauche, les signes d'un commencement de suppuration. Le cerveau, dans les autres portions, ne présente à la coupe qu'un léger piqueté rouge uniformément répandu.

Mais ce qui appelle surtout l'attention, c'est l'étendue des altérations osseuses et du foyer de suppuration dont nous ne pourrons donner une idée exacte qu'en soumettant chaque os séparément à une description minutieuse. Aussi, suivrons-nous dans cet examen, autant du moins qu'il nous sera possible, l'ordre que semble avoir suivi dans sa marche la maladie.

Le *maxillaire inférieur* est sain, mais les mouvements de l'articulation temporo-maxillaire sont très-limités.

Le *maxillaire supérieur* gauche est intact; quant à celui du côté droit, toutes les portions qui subsistent sont saines; ce sont: 1° l'apophyse palatine, recouverte partout de muqueuse saine (supérieurement, muqueuse nasale; inférieurement, muqueuse palatine; au bord libre, muqueuse de nouvelle formation); 2° la face orbitaire, réduite à une lame mince dont la face inférieure regardant la cavité buccale est recouverte également d'une muqueuse de nouvelle formation; 3° la portion qui constitue la moitié interne du rebord inférieur; 4° l'apophyse montante. A la face antérieure de cet os, c'est-à-dire à la partie correspondante au corps ou au sinus maxillaire qui a été extrait pendant la vie, se trouve une bride ligamenteuse qui soutient la peau.

Les *palatins* présentent tous deux l'os quadratum intact; seule, la partie supérieure de la portion verticale du palatin droit est détruite. Par conséquent, voûte palatine complètement saine.

Malaires : Le droit, même au niveau de la portion qui est en rapport avec la fistule cutanée, ne présente plus aucune altération, et, à ce niveau, est recouvert par les parties molles cicatrisées.

Le *cornet inférieur* droit est complètement isolé dans toute sa longueur, recouvert de tissu fibreux et réduit à un simple cordon.

L'*éthmoïde* présente une nécrose de l'apophyse crista-galli qui reste attachée au frontal, ainsi que de la moitié supérieure environ de la lame perpendiculaire, la moitié inférieure de cette lame étant restée saine et recouverte de sa muqueuse. La lame criblée est détruite. — Des masses latérales gauches, l'os planum est sain, mais le cornet supérieur détruit; quant au cornet moyen, il a subi un commencement d'altération et est détaché dans sa moitié antérieure. — Des masses latérales droites, il ne reste que le cornet moyen qui est complètement détaché et n'est soutenu que par les parties molles. Au niveau de son extrémité postérieure s'insère un petit polype fibreux d'une longueur d'environ 0,02 centimètres.

On aperçoit faisant saillie dans le foyer purulent le bord supérieur du *vomer* avec sa gouttière qui recevait la crête de la face inférieure du sphénoïde; ce bord est nécrosé et complètement libre, le corps du sphéroïde n'existant plus, et se continue directement avec la portion inférieure de la lame perpendiculaire de l'éthmoïde. Les faces du vomer sont saines, ainsi que la muqueuse pituitaire qui les recouvre.

Du côté du *frontal*, les lésions sont très-étendues : la paroi supérieure de la cavité orbitaire gauche est complètement atteinte par la nécrose, qui, par conséquent, occupe à ce niveau la petite aile du sphénoïde et la voûte orbitaire du frontal, et a pris son point de départ, d'une manière bien manifeste, au niveau de l'échancrure ethmoïdale.

Aucune trace qui indique un commencement de travail éliminatoire dans cette région. A ce niveau, la dure-mère est très-épaissie et d'une consistance chondroïde. Cette nécrose de la voûte orbitaire gauche se continue d'une part sur le frontal, au niveau de l'épine nasale et de l'apophyse orbitaire interne, et d'autre part avec l'ethmoïde. La paroi supérieure de la voûte orbitaire droite est réduite, dans ses deux tiers postérieurs, à l'état de séquestre complètement détaché, qui a été trouvé dans la bouillie sanieuse qui remplit l'espace interorbitaire. Aucune trace de régénération osseuse à ce niveau. Le séquestre est constitué par la petite aile du sphénoïde et la moitié postérieure de la voûte orbitaire du frontal.

Les *os propres du nez* ont été respectés.

Du côté du *sphénoïde*, le corps, entièrement atteint par la nécrose, fait partie d'un séquestre volumineux qui comprend, outre le corps et les sinus sphénoïdaux, l'apophyse basilaire de l'occipital. Nécrose des deux petites ailes, dont la droite est à l'état de séquestre, ainsi que de la grande aile droite, qui est éliminée dans sa presque totalité, la lésion s'étant à ce niveau limitée en arrière au trou ovale, et le nerf maxillaire inférieur étant, à son origine, directement en avant et en dedans en rapport avec le foyer purulent. La grande aile gauche ne présente rien, ainsi que les apophyses ptérygoïdes, excepté au niveau de leur point d'insertion sur le corps du sphénoïde, surtout à droite.

Enfin, l'*occipital* présente une destruction de l'apophyse basilaire dont il ne reste plus qu'une très-petite portion qui forme, en avant du trou occipital, un arc large à sa partie moyenne de 4 millimètres. On arrive ainsi directement sur l'aponévrose céphalo-pharyngienne qui sert de limite entre la cavité suppurante et le pharynx. La portion de dure-mère qui correspond à la gouttière basilaire est considérablement épaissie.

La lésion s'arrête aux *temporaux*, dont le sommet de la portion pierreuse, cependant, paraît avoir subi un commencement d'ostéite à gauche et est atteint à droite dans un espace de quelques millimètres.

Ces lésions connues, on voit qu'il existe une vaste cavité dont la longueur, depuis le trou occipital jusqu'à la racine du nez, ne mesure pas moins de 95 millimètres, et qui occupe la place de l'ethmoïde, du corps du sphénoïde (sinus sphénoïdaux) et de l'apophyse basilaire de l'occipital (1). Dans cette cavité, pleine d'une bouillie épaisse, grisâtre, à odeur fétide, se trouvent comme embourbés plusieurs séquestres dont les principaux sont celui de la voûte orbitaire droite, et celui formé par l'apophyse basilaire, le corps et la grande aile du sphénoïde. L'aponévrose céphalo-pharyngienne en bas et la base du cerveau en haut la limitent. La présence de ces volumineux séquestres, aidée de celle du pus, permet d'expliquer la saillie en avant du globe oculaire droit.

(1) Voir la planche ci-jointe.

Outre l'apparence poreuse et déchiquetée signalée plus haut, la teinte générale des séquestres est grisâtre, terreuse, et, suivant une expression de M. Bucquoy, semblable à celle d'os enterrés depuis longtemps.

Dans tous les points où il y a eu élimination de séquestres, on voit que l'inflammation ne s'est pas limitée à leur niveau ; les os présentent, en effet, dans une certaine étendue, la trace d'une ostéite diffuse à laquelle il est difficile d'assigner une limite précise. Dans ces régions, le périoste présente les caractères d'une inflammation chronique, et on ne constate nulle part d'ostéophytes. Peut-être, au niveau de la bosse orbitaire gauche, le périoste paraît-il avoir eu une légère tendance à leur donner naissance.

Enfin, *du côté des viscères*, on ne constate rien dans les poumons, mais une dégénérescence graisseuse très-avancée du foie, de la rate et des reins.

Le *foie* est volumineux, ferme, jaune citrin. D'après M. Nepveu, qui en a fait l'examen microscopique, les lobules hépatiques sont graisseux dans toute leur étendue, et les cellules sont remplies de grosses gouttelettes graisseuses. Pas une seule cellule saine dans les diverses coupes. En quelques points examinés, ectasie biliaire.

La *rate* est volumineuse et flasque.

Les *reins* sont volumineux et d'un blanc jaunâtre ; les capsules se détachent facilement en enlevant quelques parties de la glande. Dégénérescence granulo-graisseuse.

Cette observation est intéressante à plus d'un point de vue.

On a quelquefois noté dans les observations de nécrose phosphorée un dépôt de tartre sur les dents : or, notre malade en offrait une quantité considérable. Une analyse de ce produit nous a paru compléter l'observation ; elle a été faite par notre ami, Ch. Marchand, interne en pharmacie des hôpitaux. La voici :

Phosphate de chaux	77.680
Eau et matières organiques	20.547
Carbonate de chaux (traces) / Matières insolubles dans AzO^5	1.773
	100.000

Nous n'avons pu rien induire de cette analyse en en comparant les résultats avec ceux obtenus par Berzélius, Vauquelin et Laugier, ces derniers n'indiquant pas dans quelle affection le tartre a été recueilli (1). Ce que nous savons, c'est qu'il prend naissance dans la décomposition lente sur les dents du mucus de la salive et de celui de la bouche. Or, il est évident que l'abondante suppuration qui, chez la malade, se déversait dans la bouche, active cette décomposition ; mais il eût été intéressant de savoir si la nature particulière de l'affection avait joué un rôle dans la formation de ce produit.

La nécrose phosphorée, qui a pour caractère de présenter une marche lente, paraît cependant, chez notre malade, avoir, vers la fin, progressé rapidement. On la voit, en effet, sortir le 29 mai, paraissant en voie de guérison et succomber cinq mois après à des désordres considérables. Or, ce temps paraît assez court, quand on songe au travail inflammatoire qui a dû s'accomplir pour procéder à la réparation de séquestres aussi étendus. Aussi pensons-nous que lors de l'opération, le mal avait déjà dû avoir envahi les parties plus profondes. Enfin, il résulte de l'état des portions malades que la lésion osseuse a commencé au niveau de la première grosse molaire, comme on l'a très-bien constaté, et de là s'est propagée en haut du côté des régions orbitaire et ethmoïdale. Or, cet envahissement n'a pas empêché la cicatrisation de s'opérer dans toute la région primitivement envahie du maxillaire supérieur ; mais ici la régénération de l'os même partielle n'a pas eu lieu et a été remplacée par une production fibreuse

(1) V. Traité de chimie de Thénard, t. IV, p. 568 ; et Traité de chimie générale de Pelouze et Fremy, t. VI, p. 284.

qui eût suffi, comme on peut s'en assurer d'après la pièce, à soutenir les parties molles et empêcher une trop grande défiguration de la malade. Il y aurait donc eu chez elle une certaine tendance à la guérison, si celle-ci n'eût été entravée par l'extension qui a continué supérieurement dans des portions osseuses très-certainement envahies par une ostéite diffuse, comme nous l'avons déjà dit, depuis longtemps. C'est du reste ce que semble démontrer l'examen de la base du crâne à l'autopsie.

Nous ne nous arrêterons pas à la suppuration abondante et aux symptômes curieux qui se sont manifestés chez la femme Huder et qui sont la conséquence naturelle de la propagation de l'inflammation aux organes en rapport avec les lésions osseuses.

Enfin, la stéatose des viscères constatée à l'autopsie est une lésion rare et constitue le second cas dont nous ayons connaissance. Nous en ferons plus loin un sujet d'étude.

SECONDE PARTIE

La nature des observations qui précèdent indique assez que nous ne faisons pas l'histoire complète de la nécrose phosphorée, mais seulement celle de quelques points curieux et intéressants de cette maladie, desquels nous essaierons de tirer quelques indications utiles pour le traitement. Aussi laisserons-nous complètement de côté tout ce qui touche à l'étude de l'étiologie et de la pathogénie, ainsi que de la symptomatologie. Il est vrai que la maladie, telle qu'elle se présente avec sa marche extensive dans nos observations, nous offre des symptômes particuliers qui méritent de fixer l'attention ; mais ces symptômes, qui sont susceptibles de varier avec le sens et le siége de la lésion, n'offrent pour nous qu'un intérêt secondaire, et nous croyons qu'il serait puéril d'en donner une description.

I. — Quelques points d'anatomie pathologique : extension de la nécrose ; lésions viscérales.

L'étude du processus pathologique, dans la nécrose phosphorée avec extension aux os du crâne, offre plusieurs points importants à signaler, tels que nous avons pu les constater dans les six observations que nous avons rapportées.

L'observation 2 est la seule où l'on ne suit pas très-bien la voie que s'est tracée l'altération osseuse pour arriver jusqu'au cerveau. Comme nous l'avons déjà fait remarquer, elle présente une lacune qu'un examen plus attentif aurait probablement fait disparaître. En tout cas, ce fait ne suffit pas pour infirmer le résultat auquel nous conduisent les autres observations. On voit dans chacune la nécrose envahir de proche en proche les os qui sont en connexion directe avec le maxillaire supérieur qui lui sert de point de départ. Nous n'avons pu constater, malgré l'étendue des lésions observées chez la femme Huder, le moindre petit îlot de substance osseuse malade au milieu de portions saines. Il y a donc *propagation de l'inflammation ostéo-périostale par continuité*. Nous verrons combien la question du traitement donne de l'importance à cette notion de pathogénie.

L'altération osseuse est constituée par une ostéite diffuse qui précède la nécrose; or, cette ostéite, que n'admettent pas tous les auteurs et qui a été rappelée par M. Trélat (1), est rendue bien manifeste par l'examen des séquestres de l'observation 4, qui présentent les canalicules vasculaires notablement dilatées (2). Mais nous ne voulons pas surtout appeler l'attention sur l'état des os dans les régions où a eu lieu le travail inflammatoire qui préside à l'élimination des séquestres. Or, cette élimination pourrait faire croire à un arrêt du processus morbide; il n'en est rien. L'os nécrosé se détache, tombe, et l'ostéite peut n'en continuer pas moins sa marche; c'est ce que prouve l'examen de la base du crâne chez la femme Huder. De là cette conclusion que

(1) Loc. cit., p. 41 et seq.

(2) V. l'examen histologique des séquestres, in Obs. VI.

le travail éliminatoire de l'os n'entraîne pas nécessairement l'arrêt du processus morbide, ce qu'on peut traduire en disant qu'il ne faut pas toujours compter sur l'élimination des séquestres pour la guérison des malades.

Enfin, il résulte des autopsies qui ont été faites dans les cas très-rares où la marche rapide de la périostite phosphorique entraîne la nécrose totale de l'os, qu'il n'y a pas d'ossification périostale ; aucune régénération osseuse n'a lieu. De même, dans les cas où la nécrose, après avoir envahi une portion considérable d'os, a donné lieu à une suppuration abondante et au décollement du périoste qui baigne incessamment dans le pus, les propriétés ostéogéniques de ce périoste n'existent plus, et on n'assiste à aucun travail de réparation osseuse.

C'est le moment de rappeler ce qui s'est passé chez notre malade : dans la région correspondante au maxillaire supérieur qui a été enlevé quelques jours après son entrée à l'hôpital, la cicatrisation s'est faite, et des brides fibreuses se sont formées pour soutenir les parties molles. Mais de régénération osseuse, aucune trace. Il est vrai que le maxillaire supérieur présente les conditions les plus défavorables à cette réparation, s'il est vrai qu'on doive l'expliquer par la forme particulière de l'os et la rétraction considérable de son périoste. En résumé, *la marche rapide de l'ostéo-périostite phosphorique et son extension constituent chacune un obstacle au travail de régénération osseuse.*

Quant au sens du processus morbide, il ne peut donner lieu à aucune règle fixe, quoique l'ethmoïde semble, par sa situation et sa structure particulières, favoriser singulièremnt le passage de l'inflammation du côté de la masse encéphalique. Les observations 5 et 6 en offrent deux exemples. Du reste, le plancher inférieur de l'orbite ne joue pas un rôle moins remarquable dans cette propagation (v. obs. 1 et 4); les observations sont trop peu nombreuses pour qu'il soit permis d'en rien induire. Le seul point important, à ce sujet, serait de pouvoir tirer des symptômes qui correspondent à ces lésions quelques éléments de diagnostic pour établir les indications ou contre-indications du traitement chirurgical.

Nous ne dirons rien des lésions constatées à l'autopsie du côté du cerveau et de ses membranes enveloppantes; il y a méningo-encéphalite par propagation du travail inflammataire et c'est la terminaison naturelle à laquelle, dans ce cas, doivent succomber fatalement les malades.

Enfin, outre les lésions importantes que nous a révélées l'autopsie de la femme Huder (obs 6), les viscères présentaient, comme nous l'avons vu, une dégénérescence graisseuse très-avancée. Nous en profiterons pour dire quelques mots des lésions viscérales dans la nécrose phosphorée, qu'on a appelée quelquefois, mal à propos, intoxication phosphorée professionnelle, pour la différencier de l'intoxication phosphorée accidentelle.

Les cas où l'autopsie a révélé des lésions du côté des viscères sont rares; ceux que nous avons pu rassembler sont au nombre de cinq. Deux fois on a constaté chez des individus atteints de cette affection, une inflammation chronique des reins qui, pendant la vie, a donné lieu à de l'albuminurie, comme on l'observe, du reste, dans d'autres affections chroniques et suppuratives.

De ces deux cas, l'un appartient à M. Haltenhoff (1) et l'autre à M. Leudet, de Rouen (2).

L'observation IV de cette thèse, que nous avons empruntée à M. Haltenhoff, présente un exemple remarquable de dégénérescence amyloïde du foie, de la rate et des reins (3). L'état de cachexie de la malade suffit à l'expliquer. « Presque sans exception, dit Frerichs, la maladie se développe chez les individus que d'autres affections ont déjà rendus cachectiques, et dont la nutrition est profondément altérée. Parmi les affections prédisposantes, nous devons ranger les maladies des os.... » (4). C'est effectivement ce qui a lieu chez les individus destinés à périr lentement de suppuration chronique; chez eux, la sanguification s'accomplit d'une manière de plus en plus incomplète, et il faut souvent en chercher la cause dans l'altération profonde que subissent les principaux organes de l'économie. Suivant Billroth (5), les suppurations chroniques prédisposent, à un haut degré, à la dégénérescence lardacée (hyalinose de O. Weber).

Mais la lésion viscérale la plus intéressante est celle dont l'observation VI offre un exemple remarquable. La stéatose généralisée des viscères constitue, en effet, une altération dont l'étiologie prête beaucoup à la discussion. On sait que les sujets atteints d'intoxication aiguë par le phosphore, présentent à l'autopsie une stéatose du foie, de la rate, des reins, des muscles, etc. Mais on sait

(1) Thèse déjà citée, Obs. V.
(2) V. Thèse d'agrégation, Trélat, p. 57.
(3) Haltenhoff, loc. cit., p. 29.
(4) Frerichs, Traité pratique des maladies du foie, etc.
(5) V. Billroth, Éléments de pathologie chir. génér., p. 520.

aussi que cette stéatose se produit chez des sujets soumis à d'autres influences morbides. De là, deux hypothèses : ou bien il faut mettre cette dégénérescence graisseuse sur le compte du phosphore, ou bien il faut chercher dans les circonstances accessoires les causes de cette altération.

En consultant parmi les 53 cas de Bibra et Geist, les 88 cas de Weiche, les 71 cas mentionnés au tableau de M. Trélat et ceux de beaucoup d'autres auteurs, les observations où l'autopsie a été pratiquée, nous n'avons pu trouver qu'un seul fait analogue au nôtre. Il appartient à M. Bucquoy (1), et a été le sujet d'une discussion à la Société médicale des hôpitaux, dans la séance du 12 juin 1868. Nous croyons utile de reproduire ici cette observation, en la résumant dans les parties qui nous intéressent le moins.

La malade, entrée à l'Hôtel-Dieu, le 16 mars 1878, dans le service de M. Bucquoy, avait présenté jusque dans ces derniers temps une santé fort bonne, et paraissait même de constitution robuste, et, quoiqu'elle travaillât depuis l'âge de 8 ans, à la fabrication des allumettes, elle n'en avait jamais éprouvé les moindres inconvénients.

Elle présentait à son entrée à l'hôpital, au-dessous d'une bouffissure rouge et livide, répondant aux paupières inférieures, une tuméfaction œdémateuse des deux joues. Les deux maxillaires supérieurs, dépouillés de leur muqueuse, étaient à peu près complètement dégarnis de leurs dents, et leurs alvéoles étaient très-irrégulières. Par ces alvéoles béantes s'écoulait dans la cavité buccale une sanie grisâtre muco-purulente, qui se mêlait à la salive que la malade, d'ailleurs rendait en quantité plus abondante. La mâchoire inférieure avait toutes ses dents dans un état d'intégrité parfaite ;

(1) Bucquoy, Nécrose des max. sup. et de plusieurs os de la face produite par le phosphore. Stéatose généralisée des viscères et des muscles. In Union méd., 23, 25 juin 1868.

le bord de la gencive seul était un peu rougeâtre, et une couche légère de tartre commençait à couvrir la surface des dents.

C'est à la mise en boîtes que travaillait dans ces derniers temps, la malade, et dans des conditions évidentes d'insalubrité, dans un atelier où les vapeurs étaient assez épaisses pour que la transparence de l'air en fût altérée. Pendant dix-huit ans, elle avait joui d'une immunité complète. Ce ne fut en effet que huit mois et demi seulement avant son entrée à l'hôpital qui n'a précédé, du reste, sa mort que de trois semaines, que cette femme se plaignit pour la première fois d'une fluxion à la joue gauche, dont elle souffrait si peu qu'après quelques fumigations émollientes, elle se crut guérie. Peu de jours après survient une nouvelle fluxion accompagnée cette fois de vives douleurs à la mâchoire supérieure s'irradiant du côté de la pommette, gagnant l'orbite et même la région frontale. Celle-ci ne céda pas avec la même facilité, et s'étendit au côté droit de la face. Ebranlement des dents qui, en moins de six semaines, tombent toutes à l'exception de deux (la canine gauche offrait seule un point de carie). Pendant la chute des dents, persistance de la fluxion, et douleurs de plus en plus vives. La tuméfaction, ainsi que les douleurs, s'étend à droite. Au-dessous de l'œil de ce côté, formation d'un abcès suivi de fistule communiquant avec le sinus, d'où s'échappe du liquide puriforme sans caractère ni odeur particuliers. Enfin, quelque temps avant son entrée, des fragments d'os se détachent dans la partie correspondante du maxillaire droit.

Malgré des accidents aussi graves, cette femme continua son travail et refusa de se soigner malgré les conseils qu'on lui donna. Rassurée par la longue immunité dont elle avait joui, elle ne voulait pas croire qu'elle fût atteinte du mal chimique. Sa santé générale, au reste, paraissait se maintenir ; bon appétit, et mastication à peu près suffisante. Ce ne fut que dans les derniers temps que le défaut d'appétit, une mastication douloureuse et un dégoût insurmontable pour toute espèce d'aliments la jetèrent dans un affaiblissement considérable ; l'urine était chargée d'une grande quantité d'albumine pâleur de plus en plus notable, mais pas d'œdème aux extrémités inférieures, ni sur le reste du corps.

Ce fut dans ces conditions fâcheuses qu'elle fut prise, en même temps que son enfant, d'une variole légère et discrète autant que possible, mais à laquelle elle ne résista pas. Elle succombait à peu près sans fièvre et sans souffrances, le 7 avril, au 5e jour de l'éruption.

Autopsie. — Nécrose des deux maxillaires supérieurs, des os palatins, des os malaires et de la partie de l'apophyse zygomatique des temporaux qui s'articule avec eux. Le périoste, qui répond aux parties nécrosées, est ramolli et en est séparé par une sanie noirâtre. Il y a dénudation complète des alvéoles et de la voûte palatine..... Elimination de deux séquestres au niveau du bord alvéolaire; aucune tendance à l'élimination nulle part ailleurs. Sur toute l'étendue des os nécrosés, une couche osseuse de nouvelle formation forme des îlots étendus (ostéophytes).

«Toutes les lésions anatomtques sontidentiquement celles qui auraient été offertes dans un cas d'empoisonnement par le phosphore, et les mêmes organes sont affectés, c'est-à-dire le foie, les reins, le cœur, les muscles. Il n'y a pas jusqu'aux poumons (1) qui n'offrent aussi l'altération graisseuse. Chacun de ces organes est, le poumon excepté, remarquable par sa mollesse et sa flaccidité ; tous présentent cette couleur si spéciale à la dégénérescence graisseuse ; tous, enfin, à l'examen microscopique, donnent, à un degré très-marqué, les altérations propres à cette dégénérescence. Le foie, volumineux, à bords amincis, est d'une couleur gris jaunâtre. Il manque absolument de consistance et ressemble à un morceau de pâte molle : de sorte qu'il prend exactement la forme d'un vase dans lequel on le place. Le microscope fait reconnaître une dégénérescence graisseuse des cellules hépatiques ; quelques-unes sont entièrement détruites; la plupart, augmentées de volume, contiennent une ou plusieurs gouttelettes assez grosses, au milieu d'un amas de gouttelettes très-fines. Les reins ont à peu près leur volume normal, mais ils sont encore plus flasques que le foie. En enlevant la capsule fibreuse, on détache avec elle une portion de la substance corticale qui lui est adhérente sur quelques points ; celle-ci, lisse à sa surface, est d'un gris jaunâtre sur lequel tranche un pointillé rougeâtre résultant de la congestion des glomérules de Malpighi. Des coupes montrent en outre qu'elle est traversée de la périphérie au centre par des traînées vasculaires rectilignes très-nettement accusées. La substance tubuleuse, rosée et légèrement grisâtre, offre à peu près son aspect habituel. L'examen microscopique montre les tubuli de la substance corticale profondément altérés. Leurs cellules épithéliales, tuméfiées, troubles et remplies de granulations et de gouttelettes graisseuses, sont à peu près méconnaissables. Cette altération est beaucoup moins

(1) Suivant M. Bucquoy. V. Union méd., 1868, loc. cit.

prononcée dans la substance tubuleuse. Le cœur, semblable par sa consistance, à un morceau de chiffon mouillé, était rempli d'un magma de sang noirâtre, très-fluide. Les parois sont minces, d'un rouge jaunâtre. Un grand nombre de ses fibres sont altérées; quelques-unes, à côté d'une striation bien nette, ont perdu complètement ce caractère et ne semblent plus formées que d'un amas de granulations graisseuses. La plupart des muscles (le grand droit, les pectoraux, et surtout les psoas) ont subi la même dégénérescence que le cœur lui-même... »

Rien de particulier du côté du cerveau. Epaisseur et dureté remarquables des os du crâne. Enfin, altération caséeuse des poumons que M. Bacquoy rapporte, avec la stéatose des autres organes, à l'empoisonnement par le phosphore.

A la connaissance de M. Bucquoy, cette stéatose généralisée des viscères dans la nécrose phosphorée, n'avait encore été observée par personne. Or, la femme Huder (obs. 6), a présenté des lésions semblables. Que devra-t-on induire de deux cas, en présence des nombreuses observations que la science possède, et où l'autopsie n'a rien révélé de pareil? Il est vrai que dans la plupart, l'examen auquel on s'est livré a été souvent fort incomplet.

M. Bucquoy pense qu'il faut attribuer cette stéatose généralisée à ce que la malade avait continué son travail, après le début des accidents. Pour lui, il y a une intoxication générale que suffisent à expliquer les voies accidentelles ouvertes par la nécrose. Malheureusement son observation présente des points qui ne permettent pas d'affirmer cette théorie et qui a porté M. Lailler, dans la séance de la Société médicale des hôpitaux, à émettre un doute formel au sujet de l'origine et de la pathogénie réelle de ces stéatoses multiples. En effet, il est à remarquer que la malade de M. Bucquoy a succombé à une affection variolique, « laquelle à la rigueur pourrait bien ne pas être étrangère aux dégénérescences graisseuses constatées à l'autopsie» (1). Mais c'est là un argument auquel il faut accorder peu de valeur : la femme Huder, qui n'a pas succombé dans les mêmes circonstances, n'en présente pas moins des lésions identiques. On a voulu aussi les mettre sur le compte de l'albuminurie, qui est une exception dans la maladie dont il s'agit (2). Mais, il est une autre cause à laquelle on peut rapporter cette altération.

Il existe des empoisonnements putrides chroniques, qui constituent une variété de cachexies; ce sont, comme les appelle Chassaignac, les cachexies purulentes muqueuses, dans lesquelles la suppuration se déversant à l'intérieur des cavités muqueuses, s'altère plus ou moins par son séjour dans l'économie, suivant les circonstances dans lesquelles le fait se produit. Or, le séjour prolongé du pus sur une muqueuse, en particulier quand il s'agit de la muqueuse digestive, donne lieu à un phénomène fort remarquable. Certains des éléments du pus sont absorbés et agissent sur l'économie, comme feraient des matières putrides. Toute suppuration locale indéfiniment prolongée cachexise souvent d'une façon presque imperceptible l'économie, mais, quoique le même produit, c'est-à-dire le pus, soit toujours l'agent de cette sorte d'empoisonnement chronique, il manifeste son action plus ou moins différemment, suivant des lois qui nous sont encore inconnues ; en tout cas, la composition du sang est viciée. Or, les altérations dans la

(1) Note sur un cas d'intoxication professionnelle par le phosphore de forme suraiguë et sidérante, par MM. A. Fournier et A. Ollivier (Soc. méd. des hôp., 1868).

(2) Lailler, Discussion à la Soc. méd. des hôp., 12 juin 1868.

composition du liquide sanguin sont susceptibles de déterminer dans l'organisme une tendance générale vers l'atrophie, qui se peut traduire, du côté de certains viscères, par l'altération graisseuse. Il semble que l'intoxication dont la nature nous échappe, active le travail de dénutrition. Or, dans tous les cas de substitution graisseuse, la nutrition a été d'abord modifiée, ralentie. Frerichs, considérant la dégénérescence graisseuse du foie au point de vue des maladies consomptives croit qu'il faut en chercher la cause dans les changements dont le sang est le siége, et qui surviennent au moment où le travail de consomption s'établit. Il y a alors dans le sang surcharge graisseuse, et ce sont ces éléments graisseux qui sont résorbés pour subvenir aux besoins de transformation matérielle. Qu'on se rappelle l'état de la malade de M. Bucquoy et de la nôtre; toutes deux sont soumises à l'action toxique d'une suppuration abondante et fétide; ce pus qui se produit incessamment se mélange à la salive et une grande partie du liquide infectant passe dans le canal digestif. Il y a donc là une double action; d'abord, l'épuisement considérable qui est la conséquence d'une suppuration osseuse de longue durée, et ensuite le trouble digestif que produisent le mélange d'un pus fétide aux aliments et une mastication si imparfaite. Sans vouloir faire de cette hypothèse une réalité, nous croyons que la stéatose généralisée des viscères peut tenir aux conditions morbides que nous avons cherché à analyser.

Cependant, il faut tenir compte de la maladie dans laquelle cette stéatose généralisée a été observée. En effet, le phosphore, ingéré accidentellement, produit cette altération, conséquence d'une absorption du poison dans l'économie. Ce serait s'écarter de notre sujet que de rappeler les théories émises sur le mécanisme qui a lieu pour produire cette modification profonde de l'organisme; en résumé, il y a intoxication générale dans le cas d'ingestion du phosphore dans le tube digestif. Or, cette intoxication générale peut-elle avoir lieu dans la nécrose phosphorée, que certains auteurs, préjugeant de la nature de l'affection, ont appelée *intoxication phosphorée professionnelle?* C'est là une question difficile à résoudre dans l'état actuel de la science. Il faudrait des faits, et nous n'en connaissons que deux. Par conséquent, de ce côté, les éléments de la solution nous font complètement défaut. Mais en étudiant les diverses circonstances où se trouvent placées nos deux malades, voyons si la théorie du phosphore considéré comme cause de la stéatose est admissible. Nous lisons dans une note, déjà citée, de MM. A. Fournier et A. Ollivier (1) ceci : « Est-ce donc que le poison ait besoin, pour déterminer la dégénérescence graisseuse du foie, du cœur, des reins, des muscles, etc., d'être absorbé par l'appareil digestif, tandis que, ingéré par d'autres voies, il ne produirait plus les mêmes lésions ? Nous n'oserions l'affirmer d'une façon fort absolue, mais toujours est-il que cela paraît résulter à la fois, dans l'état actuel de nos connaissances, et de l'observation clinique et des données de l'expérimentation. » Nous ferons ici remarquer une particularité importante. Il est vrai que, dans l'empoisonnement par le phosphore, l'absorption a lieu par l'appareil digestif et produit la stéatose généralisée; mais les conditions sont

(1) Société médicale des hôpitaux, 1868.

tout autres chez les ouvriers qui travaillent aux allumettes chimiques. Leur atelier contient, il est vrai, assez de vapeurs d'acides du phosphore pour quelquefois en altérer la transparence de l'air; mais, outre que ces acides doivent, à mesure qu'ils arrivent en rapport avec les liquides organiques, la salive par exemple, immédiatement subir les lois de l'affinité chimique et donner lieu à des combinaisons, phosphates, qui en changent les propriétés, il est peu admissible que ces phosphates puissent altérer la composition du sang. Si les vapeurs phosphoriques ont une action sur l'organisme, ce ne peut être qu'une action mécanique, irritative. En tout cas, rien ne prouve que, dans ces conditions, le phosphore puisse s'accumuler dans le liquide sanguin, de manière à en altérer la composition. Enfin, l'observation démontre que les ouvriers peuvent vivre pendant de longues années dans des ateliers où l'atmosphère est chargée de vapeurs phosphorées, sans que les symptômes d'empoisonnement se manifestent; nous les voyons conserver une santé généralement satisfaisante. La malade de M. Bucquoy travaillait depuis l'âge de 8 ans à la fabrication des allumettes chimiques, et n'en avait jamais éprouvé le moindre inconvénient. La plupart des ouvriers conservent leur appétit et des évacuations alvines régulières, et si l'on observe parfois chez eux quelques légers troubles de nutrition, l'issue des portions osseuses nécrosées les font facilement disparaître. En présence de ces résultats, nous ne pouvons pas admettre le rôle que, suivant M. Bucquoy, peuvent jouer dans l'absorption phosphorique les voies accidenelles ouvertes par la nécrose.

En résumé, sans vouloir nous avancer dans une affirmation absolue des idées que nous avons émises sur les causes de la stéatose généralisée dans cette maladie, nous croyons, dans l'état actuel de la science, pouvoir conclure que les cas de dégénérescence graisseuse généralisée, observés dans la nécrose produite par les vapeurs de phosphore, doivent être rapportés aux troubles digestifs et à une intoxication septicémique qui résultent d'une suppuration prolongée. Peut-être de nouveaux faits, ou plus complets, ou mieux observés, viendront-ils modifier cette conclusion !

II. — De l'intervention chirurgicale dans le traitement de la nécrose phosphorée.

Dans le traitement de cette maladie, un point nous a paru digne de fixer d'une façon toute particulière notre attention, c'est celui de savoir s'il y a lieu, pour le chirurgien, en présence d'une lésion qui menace, par sa marche envahissante, de devenir bientôt fatale, d'intervenir ou de s'en tenir à l'expectation, c'est-à-dire d'attendre le moment où un travail éliminatoire pourra mettre un terme à cet envahissement.

Il est évident qu'il est des cas où l'expectation peut être tentée, aidée par les ressources d'une hygiène intelligente, comme on peut s'en rendre compte d'après des observations que certains chirurgiens ont publiées. Mais combien de malades ont succombé, victimes de l'ancien précepte, qui veut qu'on ne touche pas à un séquestre tant qu'il n'est pas mobile ! Et on peut affirmer, sans crainte d'exagération, qu'il est bonne moitié de sujets dont la mort est survenue grâce à une intervention trop tardive.

C'est en étudiant successivement les opinions diverses qui ont été émises à ce sujet, qu'il nous sera permis de nous faire une idée précise de la difficulté que présente la solution du problème. Les auteurs, en effet, diffèrent beaucoup sur la conduite que le chirurgien doit tenir en semblable circonstance.

On sait que les os atteints de nécrose phosphorée subissent un travail pathologique auquel M. Trélat assigne plusieurs périodes : « période d'invasion, période de mortification et de dénudation, élimination des séquestres, et, enfin, guérison par des voies diverses. » (1). Or, de ces périodes, celle où ont lieu la mortification et la dénudation de l'os nous intéresse plus particulièrement, puisque c'est à cette époque qu'en général le malade vient trouver le chirurgien. D'après le même auteur, c'est dans la seconde période que la mort arrive le plus souvent, causée, dit-il, par des épuisements de toute sorte. Attendra-t-on que la période d'élimination vienne mettre un terme à l'affection ? Sait-on quand elle arrivera ? si, au lieu de se limiter, le travail pathologique ne continuera pas sa marche envahissante et ne prendra pas possession d'un terrain sur lequel il ne sera plus possible d'agir? Voilà autant de questions devant lesquelles semblent tomber les théories de ceux pour qui l'intervention chirurgicale serait toujours un moyen impuissant et même dangereux. Du reste, les observations que nous avons rapportées dans la première partie de cette thèse, plaident haut en faveur de la nécessité qu'il y a d'agir énergiquement et sans perdre de temps, dans une affection qui, abandonnée

(1) Trélat, Thèse d'agrégation, p. 77.

à elle-même, peut conduire à des lésions aussi étendues.

Lorinzer veut qu'on attende, pour pratiquer l'extraction des séquestres, qu'ils soient complètement isolés et mobiles, mais il admet deux circonstances où le chirurgien serait autorisé à intervenir : 1° dans le cas où les douleurs trop vives ne pourraient être supportées par le malade; 2° dans celui d'une suppuration très-abondante ; ces deux circonstances étant de nature à amener un épuisement préjudiciable à la guérison, et la seconde l'infection putride. Encore, cet auteur fait-il peu de cas de ces conditions particulières : d'abord, on voit rarement persister les souffrances du début; ensuite, à l'aide de moyens appropriés, tels qu'irrigations fréquentes, liquides antiseptiques, etc., on peut facilement éviter les accidents d'une suppuration abondante. De plus, la cachexie ne se manifestant, dit-il, que chez les tuberculeux, et l'opération mettant obstacle à la reproduction de l'os, Lorinzer veut qu'on s'abstienne.

Cet auteur n'est pas le seul qui proscrive l'intervention chirurgicale dans le cas où le travail éliminatoire n'est pas commencé. Hervieux, dans un travail publié dans l'*Union médicale* en 1848 (1), partage à peu près cette opinion. Nous ne pouvons mieux faire que le citer : « Aucune opération, dit-il, ne doit être tentée tant que l'application du principe toxique n'est pas épuisée, tant que la maladie continue de faire des progrès, tant qu'on n'observe aucune tendance de la nécrose à se limiter. L'observation démontre que, dans ces conditions, l'instrument tranchant doit être rejeté, non-seulement

(1) Hervieux, De la nécrose des mâchoires produite sous l'influence des vapeurs du phosphore dans la fabrication des allumettes chimiques. Union médicale, 1848.

comme un moyen inutile et cruel, mais encore comme un moyen dangereux, en ce sens qu'il élargit un foyer de suppuration déjà trop vaste, et augmente ainsi les chances d'infection. Au contraire, si la nécrose paraît se limiter, s'il s'opère en quelques points de l'os malade un travail d'élimination, il est un devoir du chirurgien de favoriser, par toutes les ressources de son art, l'accomplissement de ce travail. S'il hâte ainsi de quelques semaines ou de quelques mois l'expulsion du séquestre, il aura diminué d'autant les chances de résorption purulente qu'aurait pu entraîner la suppuration. Ainsi, s'abstenir de toute opération pendant la période de progrès, intervenir au contraire chirurgicalement pendant le travail éliminatoire auquel la nature nous paraît se livrer pour l'expulsion des parties mortifiées, telle nous paraît être la règle de conduite à suivre en ce qui concerne le traitement local. » Il est singulier que l'auteur se contente d'émettre l'avis d'un traitement aussi restreint que l'expectation, après avoir relaté une observation (1) qui, démontrant si hautement l'insuffisance de cette expectation, semble faire appel à toutes les ressources de la chirurgie.

Enfin, Nélaton veut que l'on confie à la nature le soin d'accomplir le travail de séquestration. « C'est seulement, dit-il, lorsque l'os nécrosé devient mobile que l'on peut, par des débridements, des cautérisations ou des résections, en faciliter l'extraction. »

On voit que ces opinions, quelles que soient les idées théoriques mises en avant, conduisent à peu près à la même proposition, à savoir que toujours la nature doit

(1) V. l'observation II.

précéder le chirurgien. M. Trélat, dans sa thèse de concours, proscrivant très-nettement l'intervention chirurgicale, admet comme la meilleure la pratique de Lorinzer, tout en mettant de côté les idées sur lesquelles s'appuie ce dernier. Il recommande formellement d'attendre tant que le séquestre est immobile, attendu que la mobilité seule du séquestre permet d'apprécier l'arrêt de la nécrose, « de ne jamais porter la scie sur des parties de l'os qui paraissent saines, mais qui le plus souvent sont déjà frappées de nécrose. En opérant, dit-il, on fait trop ou trop peu; en attendant, on atteint la véritable limite. »

Comme on le voit, des auteurs dont l'autorité est grande en pareille matière proclament la nécessité d'attendre la mobilisation du séquestre. Mais ces idées ont rencontré en Allemagne une forte opposition, surtout de la part de Langenbeck, Pitha et Billroth, qui a exposé ses vues au congrès médical de Zurich, en 1861. James Wood, en Angleterre, Jobert (de Lamballe), MM. Heurteau (de Nantes) et Verneuil, en France, qui ont obtenu de l'intervention chirurgicale d'excellents résultats, regardent l'opération comme urgente et indispensable. Déjà, M. Maisonneuve, en 1849, trouvant des indications suffisantes dans l'état d'épuisement considérable que produisent la fétidité et l'abondance de la suppuration, avait cru devoir intervenir dans un cas de nécrose phosphorée, avant que l'os soit mobile (1). M. Verneuil, à la Societé de chirurgie, dans la séance du 5 juin 1862, présentait le résultat d'une opération faite à une femme de 25 ans, atteinte d'une nécrose

(1) Ablation sous-cutanée des deux maxillaires supérieurs atteints de nécrose par le phosphore. Gaz. des hôpitaux, 1850.

phosphorée du maxillaire supérieur, qui menaçait de dénuder et de mortifier la totalité de l'os. Le dégoût des aliments qu'éprouvait la malade et l'intoxication lente par les matières putrides, issues du foyer buccal et avalées sans cesse, avec fièvre hectique et insomnie, lui parurent motiver l'intervention qui fut suivie du plus heureux succès. Enfin, M. Guérin, trouvant une indication dans la destruction du tissu osseux nouveau et l'état général du malade, suivit la même pratique et conclut dans le même sens (1).

M. Haltenhoff, s'inspirant des idées de Billroth, a exposé avec soin la théorie de ce chirurgien. Après avoir admis des cas où l'expectation est permise et même indiquée, ceux où, après quatre ou huit mois, une partie du rebord alvéolaire de l'une ou l'autre mâchoire est atteint, il incline pour l'intervention chirurgicale, dès qu'on observe « une progression continue de l'affection vers des parties osseuses qui n'ont pas subi la cause première vers les os du crâne, dont la destruction est presque synonyme d'un arrêt de mort »; enfin quand l'épuisement du malade met ses jours en danger. Pour Billroth, les douleurs trop vives provoquant chez les sujets « une irritabilité nerveuse excessive ou un état de mélancolie inquiétant », peuvent aussi quelquefois constituer une indication semblable (2).

Dans la séance du 3 décembre de cette année, M. Magitot a lu à la Société de chirurgie un rapport sur un mémoire de M. le Dr Haas, médecin à Sarreguemines, relatif à la nécrose phosphorée, et dans lequel l'auteur préconise la résection prématurée, dans le cas de né-

(1) Bull. de la Soc. de chir., février 1870.
(2) V. Haltenheff, loc. cit., p. 50 et seq.

crose confirmée. « Pour M. Magitot, le choix de la méthode opératoire devra toujours être dominé par les conditions particulières de chaque cas. Toutefois il ne pense pas que l'on puisse admettre un procédé qui aurait pour principe de pratiquer prématurément, au début de la nécrose, l'ablation totale d'un maxillaire atteint, c'est-à-dire la résection dans le vif au delà des portions nécrosées. Telle serait pourtant la thérapeutique chirurgicale préconisée par l'auteur du mémoire... » (1)

On peut voir, d'après l'analyse que nous avons faite des différentes opinions de quelques chirurgiens, que toutes les méthodes proposées se réduisent à deux principales : la première, dans laquelle on attend que la mobilisation du séquestre soit achevée ; la seconde, qui consiste à intervenir avant cette mobilisation. Cependant, à cette dernière théorie semblent se rallier de plus en plus les chirurgiens. Nous allons, en nous inspirant des faits que nous avons rapportés, chercher à déterminer les raisons qui, suivant nous, militent en sa faveur.

On a vu plus haut que le travail éliminatoire de l'os n'entraîne pas nécessairement l'arrêt de l'ostéo-périostite ; qu'il peut exister une ostéite diffuse dont l'extension a lieu au delà des limites que semble établir cette élimination ; d'où il résulte qu'il ne faut pas toujours compter sur l'élimination même spontanée des séquestres pour obtenir un arrêt du processus morbide, et partant la guérison. L'élimination a lieu ; on croit en avoir fini avec la maladie, et celle-ci, pendant que le séquestre se détachait, avait continué sa marche et atteint des portions inaccessibles aux moyens chirurgicaux.

(1) Compte-rendu de la séance de la Société de chirurgie, in Union méd., p. 893.

De plus, l'élimination demandant beaucoup de temps pour s'accomplir, donne lieu à une suppuration abondante et fétide, susceptible de produire des désordres de toute nature, en même temps que l'action du pus décolle le périoste et favorise ainsi la marche de l'ostéite. Ajoutons que dans ces circonstances le périoste perd de ses propriétés ostéogéniques. De plus, la mobilisation spontanée, qui se fait lentement, est souvent accompagnée de douleurs violentes qui torturent les malades et les condamnent à l'insomnie. La théorie indique donc qu'il faut éviter de laisser trop longtemps l'os mort au milieu des parties molles. Aussi M. Verneuil, afin de soustraire les malades à ces dangers, a-t-il proposé, soit à travers les orifices fistuleux, soit au moyen de quelques débridements, de pratiquer la segmentation des séquestres. C'est dans le même but que M. Chassaignac conseille les irrigations et le drainage, favorisant ainsi l'écoulement de la suppuration, et par cela même la limitation de la nécrose.

Les observations relatées plus haut offrent des exemples remarquables de nécrose extensive. Or, cette extension du mal doit être rapportée, en général, au défaut de voies d'écoulement pour le pus, et on aurait tort de l'attribuer à une nature particulière de la maladie, par exemple, à une intoxication générale. Pour nous, en effet, nous ne reconnaissons pas à cette nécrose d'autre caractère que celui de sa cause (1).

Enfin, nous avons vu plus haut que la propagation de l'inflammation ostéo-périostale avait lieu par continuité, le plus souvent du moins; or, il y a dans cette

(1) Voir Glenare, Gaz. méd. de Lyon, 1856.

proposition un enseignement au point de vue du traitement. En reconnaissant bien quelles sont les portions atteintes et en établissant, par un diagnostic approfondi, la limite précise où s'arrête l'ostéite, nous croyons qu'on aurait plus de chances, par l'ablation complète de toutes ces parties, de ne laisser aucun point malade d'où puisse partir un nouveau travail de mortification. C'est, du reste, l'avis qu'émet Billroth, qui voulant qu'on fasse une large part au mal, conseille de pratiquer la résection sur les parties osseuses encore vivantes. Nous n'avons pas autorité pour poser une règle semblable ; cependant, en présence des cas d'extension précédemment relatés et des fréquents insuccès qu'entraîne l'observation des autres méthodes, peut-être y a-t-il lieu d'accorder à cette pratique une certaine attention. M. Ollier, étudiant le traitement opératoire dans la nécrose des maxillaires, d'une manière générale, c'est-à-dire sans s'occuper de la cause plus ou moins spéciale de cette nécrose, dit « qu'il faut intervenir par une opération. Mais, comme la nécrose est mal limitée et qu'il y a des parties de l'os dont la vie est incertaine, il faut enlever tout ce qui est malade et faire une véritable résection sous-périostée » (1). Nous ne pensons pas que la méthode doive beaucoup différer dans le cas où la nécrose tient son origine de l'action des vapeurs phosphoriques.

Cependant, cette pratique, dans les cas de nécrose phosphorée, n'est pas toujours suivie de succès. Il y a donc plus à faire. Peut-être, après avoir détaché les séquestres au niveau des limites du mal, arriverait-on par

(2) Ollier, Traité de la régénération des os, 1867, t. II, p. 15.

des cautérisations énergiques à modifier l'état des parties et limiter ainsi le travail de mortification. Quoi qu'il en soit, nous pensons, avec M. Magitot (1), que chaque cas offre des conditions particulières, et, partant, des indications différentes, et que c'est dans l'appréciation des conditions spéciales où se trouvent et l'affection locale, et l'état général du malade, qu'il faut chercher des indications. En tout cas, nous rejetons presque complètement la méthode qui repose sur l'expectation telle que l'entendent les auteurs dont nous avons analysé au commencement de cet article les théories et les règles opératoires qui en découlent. Il faut donc le plus souvent y contrevenir et détacher les séquestres qui pourraient ou ne jamais s'isoler, ou ne s'isoler que trop tard ; c'est, du reste, l'avis formel de Billroth.

Nous avons déjà dit que l'extension de la nécrose aux os du crâne était due, en partie du moins, au défaut de voies d'écoulement du pus. Il y a donc là une indication à remplir et qu'indique la théorie; c'est par des contre-ouvertures habilement ménagées et par tous les moyens qui sont à la disposition du chirurgien, que celui-ci pourra éviter une cause aussi active d'extension de la nécrose et d'intoxication septicémique.

Enfin nous terminerons en disant que toute théorie ne doit jamais être exclusive. Il y a certainement des cas où l'expectation peut donner de bons résultats, comme on peut s'en convaincre en lisant les observations qui ont été publiées dans ce sens (2). Mais ces cas doivent être, suivant nous, très-restreints. Cette af-

(1) Union médicale, 1873, t. II, p. 893.

(2) Voir Thèse d'agrég. de M. Trélat, et Thèse de doct. de M. Porte, 1869.

fection présente, en effet, un début insidieux qui échappe au médecin; car les malades, ordinairement très-bien portants, ne font pas attention à un léger mal qu'ils ressentent dans la bouche, et l'apparition nette de la nécrose phosphorique n'a guère lieu qu'au moment où des abcès s'ouvrent successivement après la tuméfaction génerale d'abord des gencives, puis de l'os. Aussi, quand les malades se plaignent, existe-t-il déjà depuis longtemps nécrose, quelquefois même avec fistules multiples. Nous nous rallions, du reste, aux idées exprimées dans la thèse de M. Haltenhoff, à savoir que l'on peut attendre la mobilisation du séquestre chez les sujets qui, par exemple, ne présentent, après quatre à huit mois, que la nécrose d'une petite partie du rebord alvéolaire. Nous ne mentionnons ce point de pratique qu'incidemment, la nature de notre sujet et les observations que nous avons relatées nous ayant porté surtout à étudier le cas si réquent où une portion d'os un peu considérable est attaquée.

CONCLUSIONS.

De l'étude succincte que nous venons de faire de quelques points de l'histoire de la nécrose, de cause phosphorée, nous croyons pouvoir tirer les conclusions suivantes :

1° La nécrose peut, en se propageant aux os du crâne envahir successivement les os malaires, les palatins, les cornets, le vomer, l'ethmoïde, le temporal et même l'occipital, envahissement nécessairement mortel et qui donne lieu à des symptômes divers en rapport avec les organes qui sont atteints.

2° Les principales causes de cette extension doivent être surtout rapportées à la présence prolongée des os nécrosés dans les tissus et au défaut de voies d'écoulement du pus.

3° Chez les individus soumis à l'action des vapeurs phosphoriques et atteints de nécrose, la propagation de l'inflammation ostéo-périostale a lieu par *continuité.*

4° Le travail éliminatoire de l'os n'entraîne pas nécessairement l'arrêt du processus morbide.

5° La marche rapide de l'ostéo-périostite phosphorique et son extension considérable s'opposent souvent, surtout par la suppuration abondante qui en est la conséquence, au travail de la régénération osseuse.

6° Les suppurations osseuses prolongées et les troubles digestifs, qui en résultent, exposent à la mort en produisant des lésions viscérales, telles que dégénérescence amylacée ou stéatose des viscères, etc.

7° On ne doit pas mettre sur le compte du phosphore les cas de stéatose observés dans cette affection.

8° Excepté dans certains cas particuliers, mais très-restreints, où l'expectation peut être permise, on doit, d'une manière générale, considérer comme urgente et nécessaire l'intervention chirurgicale, avant la mobilisation du séquestre, toutes les fois que la nécrose paraît avoir une marche extensive ou que l'état général menace de s'altérer. Mais cette intervention comporte des indications spéciales qui sont soumises, suivant les conditions particulières à chaque cas, à l'appréciation du chirurgien.

A. Parent, imprimeur de la Faculté de Médecine, rue M.-le-Prince, 31.

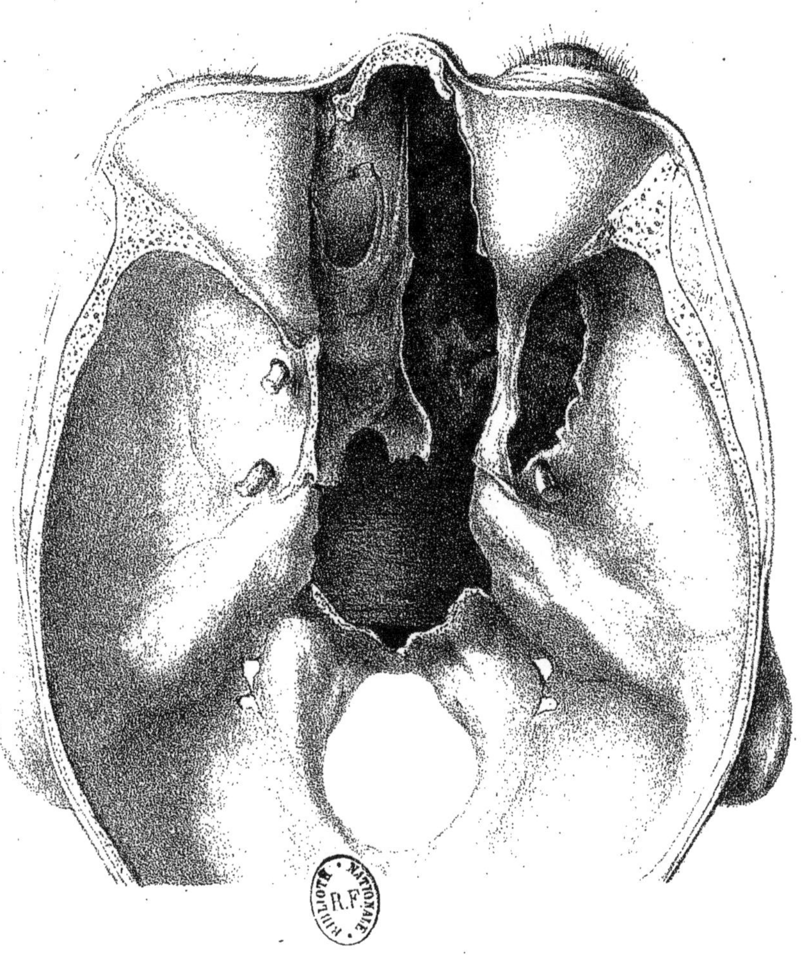

IMP. BECQUET A PARIS.

NOUVELLES PUBLICATIONS CHEZ LE MÊME ÉDITEUR.

Leçons sur la syphilis étudiée plus particulièrement chez la femme, par le Dr ALFRED FOURNIER, médecin de l'hôpital de Lourcine, professeur agrégé à la Faculté de médecine de Paris. 1 fort volume in-8, avec tracés sphygmographiques ; le vol. cartonné. 16 fr.

Leçons sur les maladies du système nerveux, faites à la Salpêtrière par le Dr CHARCOT, professeur à la Faculté de médecine de Paris, recueillies et publiées par le Dr BOURNEVILLE. 1 vol. in-8, avec 25 figures dans le texte et 8 planches en chromolithographie ; le vol. cart. 10 fr.

Traité pratique des maladies du cœur, par FRIEDREICH. Ouvrage traduit de l'allemand par les Drs LORBER et DOYON. 1 v. in-8 cart. 10 fr.

Thérapeutique des maladies de l'appareil urinaire, par les Drs MALLEZ et DELPECH. 1 vol. in-8 cartonné. 8 fr. 50

Traitement préservatif et curatif des sédiments, de la gravelle, de la pierre urinaires et de maladies diverses dépendant de la diathèse urique, par le Dr A. MERCIER. 1 vol. in-12 avec fig. intercalées dans le texte. Cartonné. 8 fr.

La pleurésie purulente et son traitement, par le Dr MOUTARD-MARTIN, médecin de l'hôpital Beaujon. 1 vol. in 8. 4 fr.

De l'embaumement chez les anciens et chez les modernes, et des conservations pour l'étude de l'anatomie, par le Dr SUCQUET. 1 vol. in-8. 5 fr.

Alimentation du cerveau et des nerfs, par le Dr TAMIN-DESPALLES. 1 vol. in-8 avec 3 planches. 7 fr.

Physiologie du système nerveux cérébro-spinal, d'après l'analyse physiologique des mouvements de la vie, par le docteur E. FOURNIÉ, médecin adjoint à l'Institut des sourds-muets. 1 fort volume in-8, cart. en toile. 12 fr.

Recherches expérimentales sur le fonctionnement du cerveau, par le docteur E. FOURNIÉ, etc. 1 vol. in-8, avec 4 planches coloriées. 4 fr.

Hystérotomie de l'ablation partielle ou totale de l'utérus par la gastrotomie. Etude sur les tumeurs qui peuvent nécessiter cette opération, par J. PÉAN, chirurgien des hôpitaux de Paris, et L. URDY, interne des hôpitaux de Paris. 1 vol. in-8 avec 25 figures dans le texte et 4 planches. 6 fr.

Leçons sur le strabisme, les paralysies oculaires, le nystagmus, le blépharospasme, professées par F. PANAS, chirurgien de l'hôpital Lariboisière, professeur agrégé à la Faculté de médecine de Paris, chargé du cours complémentaire d'ophthalmologie, etc., rédigées et publiées par G. LOREY, interne des hôpitaux ; revues par le professeur. 1 vol. in-8, avec 10 figures dans le texte. 5 fr.

Traité de médecine légale et de jurisprudence médicale, par le Dr LEGRAND DU SAULLE, médecin de l'hôpital de Bicêtre (service des aliénés), médecin expert près les tribunaux, etc. 1 fort volume in-8. Prix pour les souscripteurs. 16 fr.

Traité pratique des maladies des reins, par S. ROSENSTEIN, professeur de clinique médicale à Grœningue, traduit de l'allemand par les Drs BOTTENTUIT et LABADIE-LAGRAVE. 1 vol. in-8. 10 fr.
Cartonné. 11 fr.

Paris. A. PARENT, imprimeur de la Faculté de Médecine, rue Mr-le-Prince, 31.

www.ingramcontent.com/pod-product-compliance
Ingram Content Group UK Ltd.
Pitfield, Milton Keynes, MK11 3LW, UK
UKHW020323220726
13923UKWH00003B/1342